Dr. Johan Toonstra
Dr. Anton C. de Groot

Voeten en schimmels

Dr. Johan Toonstra
Dr. Anton C. de Groot

Voeten en schimmels

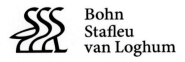
Bohn
Stafleu
van Loghum

Houten 2016

ISBN 978-90-368-1168-2

NUR 890

Ontwerp basisomslag: Studio Bassa, Culemborg
Automatische opmaak: Pre Press Media Groep, Zeist

www.bsl.nl

Ten geleide

Schimmelinfecties aan de voeten komen vaak voor, zowel aan de huid daarvan (tinea pedis) als aan de nagels (onychomycose). In een grootschalig onderzoek dat werd gehouden in zestien Europese landen waaronder Nederland, werd in een populatie van circa 90.000 patiënten die de huisarts of dermatoloog bezochten, bij ongeveer 25% onychomycose vastgesteld en bij eenzelfde percentage tinea pedis. In de algemene bevolking zullen de prevalenties lager zijn, maar nog altijd zeer aanzienlijk. Risicofactoren voor voetschimmelinfecties zijn onder meer hoge(re) leeftijd, verminderde bloedvoorziening, orthopedische (podiatrische) aandoeningen, diabetes mellitus, nageldystrofie (van enige oorzaak), verminderde weerstand en chronische veneuze insufficiëntie. Dit zijn bij uitstek risicofactoren voor de populatie die door voetzorgverleners als pedicures, podologen en podotherapeuten gezien wordt. Het lijdt dan ook geen twijfel dat deze zorgprofessionals meermalen per dag een cliënt zien met tinea pedis, onychomycose of beide.

Veel artsen beschouwen onychomycose als 'slechts een cosmetisch probleem'. Dat is een hardnekkige misvatting. Schimmelinfecties aan de nagels kunnen wel degelijk ziektelast met zich meebrengen, zoals pijn en ongemak bij het lopen. Uit verschillende onderzoeken is bovendien gebleken dat onychomycosen de kwaliteit van leven kunnen verminderen door een negatieve invloed op lichamelijk, geestelijk en sociaal functioneren. Ook komen complicaties regelmatig voor, die gevaarlijk kunnen zijn, zoals secundaire bacteriële infectie met wondroos van het onderbeen. Dit kan vooral voor patiënten met suikerziekte een ernstige complicatie zijn, die zelfs kan resulteren in gangreen en botontsteking, waardoor een amputatie soms noodzakelijk is. De bacteriën treden de huid binnen via een kloofje daarin, bijvoorbeeld bij de zeer veel voorkomende schimmelinfectie tussen de tenen, tinea pedis interdigitalis. Er is dus alle reden om, zeker bij ouderen, patiënten met diabetes en patiënten met een verminderde immuniteit de voeten regelmatig te inspecteren en beginnende mycotische infecties snel te behandelen. Hier heeft de groep van voetzorgverleners een belangrijke signalerende functie.

Helaas zijn schimmelinfecties aan de huid en de nagels van de voeten lang niet altijd eenvoudig te herkennen. 'Kalknagels' bijvoorbeeld, zijn slechts in de helft van de gevallen een schimmelinfectie. Onychomycosen zijn op het beeld vaak nauwelijks te onderscheiden van psoriasisnagels of dystrofische nagels door bijvoorbeeld arteriosclerose, chronische veneuze insufficiëntie of door chronisch trauma, zoals door knellende schoenen, wat door patiënten met diabetes en neuropathie niet gevoeld wordt. Daar komt bij dat duale pathologie veel voorkomt: er is een primaire nagelafwijking waarin secundair schimmelinvasie optreedt.

Uit onze contacten met voetzorgverleners weten wij dat zij regelmatig vragen krijgen over hun afwijkende nagels: of het 'gewoon' kalknagels zijn, of dat het toch een schimmelinfectie is en of zij – net als de huisarts – vinden, dat er niets aan gedaan hoeft te worden. Het doel van dit boek is om de beroepsgroep in staat te stellen schimmelinfecties beter te herkennen, hierover adviezen te geven en een groot deel van de vragen die door cliënten gesteld worden, te kunnen beantwoorden. In tien hoofdstukken worden alle mogelijke medische aspecten van schimmelinfecties aan de huid van de voeten en de teennagels uitgebreid besproken. Net zoals in onze eerdere boeken (*Voeten en Huid*, *Nagelaandoeningen*, *Voeten en Kanker*) maakt een groot aantal afbeeldingen van hoge kwaliteit de teksten inzichtelijk en vergemakkelijken de foto's herkenning van specifieke beelden. Uiteraard zijn er in de praktijk beperkingen, bijvoorbeeld dat de voetzorgverlener niet zelf KOH-preparaten kan maken en beoordelen en niet zelf een medicamenteuze behandeling kan instellen. Niettemin, met de uit dit boek opgedane kennis en de mogelijkheid specifieke informatie op te zoeken kan, zo menen wij stellig, de (medisch) pedicure, podotherapeut of podoloog haar werk nog verder professionaliseren met een kwaliteitsverhoging waarvan de cliënt, om wie het toch allemaal draait, de vruchten zal plukken.

Auteurs

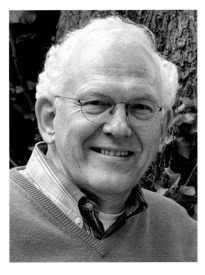

Dr. Johan Toonstra (1949) is opgeleid tot dermatoloog in Utrecht en was van 1983 tot 2011
als dermatoloog verbonden aan het Meander
Medisch Centrum, eerst op de locaties Soest en
Baarn en sinds 2005 in Baarn en Amersfoort.
Tevens was hij vanaf 1983 tot 1 juli 2015 werkzaam in het Universitair Medisch Centrum
Utrecht als parttime staflid, waar hij later de
SUMMA-poli leidde voor tweedejaars studenten
geneeskunde die een verkorte artsenopleiding
volgen. In 1991 promoveerde hij op het proefschrift *Differential diagnostic aspects of acute and
chronic photodermatoses.* In 1994 was Toonstra
samen met H. van Weelden redacteur van het
boek *Licht en huid* ter gelegenheid van het 75-
jarig bestaan van de kliniek in Utrecht en in 2009
redigeerde hij samen met C. Bruijnzeel-Koomen het boek *Dermatologie in Vogelvlucht*
naar aanleiding van het 90-jarig bestaan ervan. Momenteel is hij redacteur van de
rubrieken *Leerzame Ziektegeschiedenissen* en *Test uw kennis* van het *Nederlands Tijdschrift voor Dermatologie en Venereologie.* Toonstra heeft ruim 190 publicaties op zijn
naam staan over een breed palet aan onderwerpen in de dermatologie, waaronder
bijdragen voor een tiental handboeken, met het *Textbook of Pediatric Dermatology*
(2006) als meest recente.

Samen met dr. Anton de Groot schreef Toonstra acht Nederlandse boeken: *Casuïstiek
in de dermatologie deel 1* (voor huisartsen, 2009), *Voeten en huid* (voor pedicures en
podotherapeuten, 2009, tweede editie 2015), *Kanker en huid* (voor huisartsen, 2010),
Casuïstiek in de dermatologie deel 2 (voor huisartsen, 2010*), Nagelaandoeningen* (voor
pedicures en podotherapeuten, 2010), *Dermatologie voor huidtherapeuten* (2012), *Dermatologie en venereologie in de praktijk* (voor huisartsen en studenten geneeskunde,
2012) en *Voeten en kanker* (voor voetzorgverleners, 2015). Daarnaast verzorgde Toonstra
de beeldredactie van het boek *Canon van de dermatologie* (2011) en *50 Eponiemen van
de dermatologie* (2013). In 2014 was hij mederedacteur van het boek *Dutch contri-
butions to dermatology.* Johan Toonstra praktiseert niet meer, maar is als docent verbonden aan de Hogeschool voor Huidtherapie te Utrecht en geeft regelmatig les aan
diverse paramedische beroepsbeoefenaren. Ook heeft hij een bijdrage geleverd aan de
nieuwe opleidingen Oncologisch Voetzorgverlener en Geriatrisch Voetzorgverlener in
Nederland.

Dr. Anton C. de Groot (1951) is opgeleid tot dermatoloog in Groningen en heeft gepraktiseerd in
het Carolus Ziekenhuis en het Willem-Alexander
Ziekenhuis te 's-Hertogenbosch. In 1988 promoveerde hij op het proefschrift *Adverse reactions to
cosmetics*. Hij was in 1990 medeoprichter van het
*Nederlands Tijdschrift voor Dermatologie en Vene-
reologie*, waarvan hij tussen 1990 en 2005 gedurende tien jaar hoofdredacteur was. De Groot
heeft drie internationale boeken geschreven:
*Unwanted effects of cosmetics and drugs used in
dermatology* (drie edities), *Patch testing* (derde
editie verscheen in 2008; www.patchtesting.info)
en *Essential oils: contact allergy and chemical com-
position* (2016). Hij heeft meer dan 400 publicaties
op zijn naam, waaronder – meestal als enige of

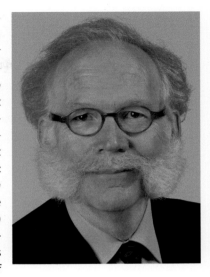

eerste auteur – meer dan 60 hoofdstukken in internationaal verspreide boeken, zoals
in de bekende serie *Meyler's Side Effects of Drugs*. Zijn speciale interessegebieden zijn
contactallergie en bijwerkingen van cosmetica. In de Nederlandstalige literatuur heeft
hij, onder meer in tijdschriften voor huisartsen en voor pedicures, gepubliceerd over
een breed scala aan dermatologische onderwerpen.

Samen met dr. Johan Toonstra schreef De Groot acht Nederlandse boeken: *Casuïstiek in
de dermatologie deel 1* (voor huisartsen, 2009), *Voeten en huid* (voor pedicures en podotherapeuten, 2009, tweede editie 2015), *Kanker en huid* (voor huisartsen, 2010), *Casuïstiek in de dermatologie deel 2* (voor huisartsen, 2010*), Nagelaandoeningen* (voor pedicures en podotherapeuten, 2010), *Dermatologie voor huidtherapeuten* (2012), *Dermatologie en venereologie in de praktijk* (voor huisartsen en studenten geneeskunde, 2012),
Voeten en kanker (voor voetzorgverleners, 2015) en – met een andere medeauteur –
Leven met eczeem (2011). Anton de Groot praktiseert niet meer, maar geeft regelmatig
les in dermatologie aan coassistenten in het Universitair Medisch Centrum Groningen
en is als consulent verbonden aan het project CESES, dat wordt uitgevoerd door het
RIVM en waarin onderzoek wordt gedaan naar allergie voor cosmetica in Nederland. Hij
werkt momenteel aan twee nieuwe boeken over de allergenen in cosmetica (*Fragrance
allergens in cosmetics* en *Non-fragrance allergens in cosmetics*).

Dankwoord

De auteurs willen graag dank zeggen aan Josètte Lorist, huidtherapeute te Hellevoet-sluis, voor het leveren van figuren 9.8 en 9.9, aan Ton Rijs, research analist verbonden aan de Afdeling Microbiologie, RadboudUMC, Nijmegen, die figuren 6.6. en 6.7 aanle-verde, aan dr. F. Rijken, dermatoloog te Utrecht, voor het beschikbaar stellen van figuur 4.12 en aan Tineke de Beer, pedicure te Nieuwegein, voor afbeeldingen 9.5 en 9.6.

Inhoud

Schimmels en schimmelinfecties

1.1   Wat zijn schimmels?

Schimmels zijn micro-organismen die uit cellen met een celkern, mitochondriën, een endoplasmatisch reticulum en een celwand van chitine bestaan. De wetenschappelijke naam voor schimmels is fungi (enkelvoud fungus). In de taxonomie, de systematische indeling van planten en dieren, vormen de schimmels een eigen rijk (Fungi). Tot de schimmels behoren zowel meercellige organismen als paddenstoelen en draadvormige (filamenteuze) schimmels, alsook eencellige organismen zoals gisten. Ze zijn heterotroof, wat betekent dat ze organische bouwstenen voor hun groei nodig hebben en die van andere organismen moeten verkrijgen. Meestal gaat het om afgestorven organismen, dan noemt men de schimmels saprofyten. Deze schimmels zijn in het ecosysteem een onmisbare schakel in de voedselkringloop in de bodem, omdat ze organisch materiaal (bladeren, plantenresten, uitwerpselen) afbreken, waardoor voedingsstoffen beschikbaar komen voor planten en andere organismen. Als schimmels hun voeding halen bij levende organismen (planten, dieren, mensen), zijn het parasitaire fungi. Een derde categorie schimmels leeft in symbiose (langdurige samenleving) met plantenwortels, in een zogenoemde mycorrhiza. De schimmels nemen mineralen op voor bomen en planten en in ruil daarvoor krijgen zij suikers terug voor hun voeding. Deze symbiose is dus voordelig voor beide partijen. Er zijn naar schatting 250.000 schimmelsoorten (species), waarvan verreweg de meeste saprofyten zijn. Tot voor kort berustte de determinatie en identificatie van schimmels vooral op hun kenmerken bij microscopisch onderzoek en in kweken. Tegenwoordig worden steeds vaker DNA-technieken gebruikt voor bepaling van schimmels, omdat dit onderzoek sneller en doelmatiger gaat en betrouwbaarder is.

De meeste schimmels bestaan uit draden (filamenten of hyfen) die zich vertakken en uitgroeien over of in het materiaal waar ze op groeien. Hyfen bestaan uit verschillende cellen, die gescheiden zijn door dwarswanden met een perforatie erin, waardoor cytoplasma en zelfs organellen (kleine orgaanstructuren) van de ene naar de andere cel kunnen stromen. Het geheel van hyfen heet het mycelium (netwerk). De draden worden langer door verlenging aan de uiteinden. Door de vorming van draden hebben schimmelkolonies vaak een stoffig, harig of wollig aspect. Gisten daarentegen zijn meestal eencellig en vormen gladde kolonies. Schimmels zijn aeroob, wat wil zeggen dat ze zuurstof nodig hebben voor hun groei, maar zelfs bij zeer lage zuurstofconcentraties is groei mogelijk.

Schimmels kunnen zich zowel geslachtelijk als ongeslachtelijk voortplanten. Bij de geslachtelijke voortplanting wordt na het samensmelten van twee verschillende kernen een vruchtlichaam gevormd. Hierin worden door middel van meiose (reductiedeling of rijpingsdeling, een tweedelig delingsproces dat voortplantingscellen produceert) sporen gevormd die een andere erfelijke samenstelling hebben dan de moederkernen. Paddenstoelen bijvoorbeeld, zijn de geslachtelijke voortplantingsstructuur van veel bodemschimmels. De ongeslachtelijke voortplanting geschiedt ook door – vaak gekleurde – sporen, die afkomstig zijn uit de draden van een mycelium of de uiteinden daarvan en die zich in grote aantallen in de lucht verspreiden. Onder de juiste omstandigheden kunnen deze sporen op hun landingsplaats ontkiemen en een nieuwe schimmel produceren.

Schimmels zijn niet alleen nuttig in de voedselkringloop in de bodem, maar hebben

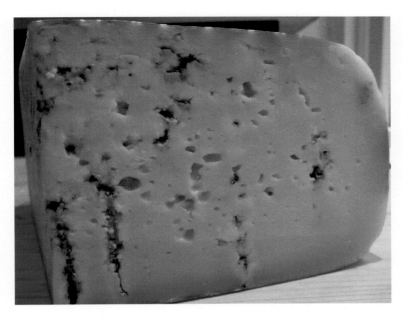

Schimmels worden gebruikt in de voedingsmiddelenindustrie, bijvoorbeeld voor de productie van Hollandse schimmelgeitenkaas (blauw-geit).

ook belangrijke functies in onder meer de farmacie (denk aan penicilline uit de schimmel *Penicillium chrysogenum*, en andere antibiotica) en in de levensmiddelenindustrie (■ figuur 1.1). *Penicillium roqueforti* is aanwezig in roquefortkaas, *Penicillium camemberti* is nodig voor de productie van camembertkaas, en gisten zijn onmisbaar bij de productie van wijn, bier en brood. Daarnaast zijn er eetbare paddenstoelen zoals de champignon, de truffel, cantharel, oesterzwam en het eekhoorntjesbrood.

Daar staat tegenover dat veel schimmels schadelijke effecten hebben, bijvoorbeeld bederf van voedsel zoals brood, sinaasappelen en jam, aantasting van hout en schimmelgroei op vloeren en muren van huizen, vooral bij onvoldoende ventilatie. Ook kunnen schimmels voedselvergiftiging veroorzaken door productie van mycotoxinen in producten als granen, jam, kaas en noten; dit kan al optreden wanneer er nog geen schimmelgroei zichtbaar is. Daarnaast kunnen schimmels ziekten veroorzaken bij levende organismen zoals planten, dieren en mensen. Vooral planten hebben vaak last van schimmels, waardoor in de landbouw complete oogsten bedreigd kunnen worden. En wat dichter bij (eigen) huis: rozen zijn zeer gevoelig voor meeldauw. De eencellige schimmels *Nosema apis* en *Nosema ceranae* komen beide voor bij de honingbij (*Apis mellifera*) en kunnen complete bijenvolken uitroeien. Bekend zijn schimmelinfecties op de huid van koeien en paarden ('ringworm') (■ figuur 1.2).

Ook de mens kan ziektes oplopen door schimmels, ofschoon het aantal pathogene (ziekteverwekkende) schimmelsoorten gering is. *Aspergillus fumigatus,* een schimmel die algemeen in de lucht voorkomt, kan bijvoorbeeld een longziekte veroorzaken. Mensen met een sterk verminderde immuniteit door kanker, hiv/aids of door het gebruik van

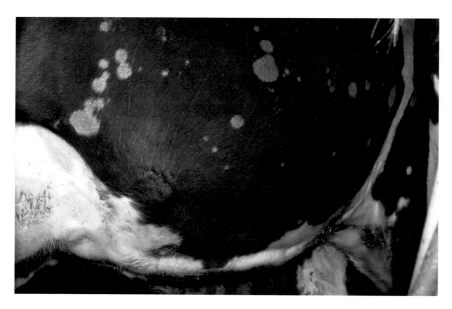

◘ Figuur 1.2   Koe met een uitgebreide schimmelinfectie op de romp.

immunosuppressiva (medicijnen die de afweer onderdrukken) kunnen zogenoemde systemische schimmelinfecties (verspreid door het lichaam) krijgen, die soms levensbedreigend zijn. Men spreekt daarbij van opportunistische infecties, omdat de oorzakelijke schimmels doorgaans weinig pathogeen zijn, maar gebruikmaken van de opportuniteit (de mogelijkheid, de gelegenheid) om de mens door de verminderde weerstand te infecteren. In Nederland zijn *Candida*-soorten, *Aspergillus*-soorten en *Cryptococcus neoformans* belangrijke veroorzakers van opportunistische systemische schimmelinfecties. Veel minder bedreigend, maar wel zeer frequent optredend, zijn 'oppervlakkige' schimmelinfecties aan de huid, de nagels, de haren en de slijmvliezen. Samen worden deze aandoeningen aangeduid als dermatomycosen (derma = huid, mycose = schimmelziekte veroorzaakt door parasitaire schimmels; de term is afgeleid van het Griekse woord mykes, schimmel).

De informatie in deze paragraaf is voor een belangrijk deel een bewerking van tekst van de website ▸ www.microbiologie.info **(met toestemming van de auteur, Ina Wiersema)**

1.2   Schimmels die infecties aan de huid, nagels, haren en slijmvliezen veroorzaken

Schimmelinfecties aan de huid, de nagels, de haren en de slijmvliezen worden gezamenlijk aangeduid als dermatomycosen. De veroorzakers kunnen dermatofyten zijn (meestal 'schimmels' genoemd) of gisten.

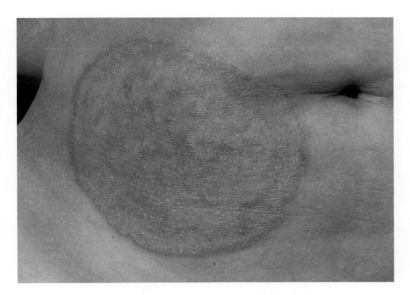

Figuur 1.3 Oppervlakkige schimmelinfectie van de huid, gekenmerkt door roodheid en (hier weinig zichtbaar) schilfering. Door de rode geaccentueerde rand en centrale opheldering kan een ringvorm ontstaan. Dit verklaart de veelgebruikte naam 'ringworm'.

1.2.1 Infecties met dermatofyten

Schimmelinfecties van de huid (■ figuur 1.3), nagels en haren (■ figuur 1.4 en ■ figuur 1.5) (dus niet van de slijmvliezen) worden bijna altijd veroorzaakt door zogenoemde dermatofyten.

Dermatofyten betekent 'in de huid groeiende planten' en ze worden zo genoemd omdat ze van keratine in de huid, nagels en haren leven. De infecties die ze veroorzaken worden daarom ook aangeduid als dermatofytosen. Dermatofytosen worden bijna altijd veroorzaakt door schimmels van de geslachten *Trichophyton, Microsporum en Epidermophyton*. De species (soorten) die in Nederland meestal verantwoordelijk zijn voor dermatofytosen zijn *Trichophyton rubrum, Trichophyton interdigitale* (de nieuwe speciesnaam voor *Trichophyton mentagrophytes* var. *interdigitale* en andere *Trichophyton mentagrophytes*-variëteiten), *Trichophyton verrucosum, Microsporum canis en Epidermophyton floccosum*. Er zijn antropofiele soorten (overdracht van mens op mens), zoöfiele soorten (overdracht van dier op mens) en geofiele soorten (aanwezig in de bodem) (■ tabel 1.1).

De antropofiele soorten zijn erg besmettelijk, maar geven weinig ontstekingsreactie en verlopen, door het uitblijven van een immuunreactie, veelal chronisch. De zoöfiele species, afkomstig van dieren, gaan met meer ontstekingsreactie gepaard (roodheid, blaasjes, oedeem, etterpuistjes), maar zijn minder besmettelijk dan de antropofiele (■ figuur 1.6 en ■ figuur 1.7). Deze infecties kunnen door de immuunreactie spontaan genezen.

Dermatofyten leven als parasitaire schimmels van keratine en hun groei blijft altijd beperkt tot dood gekeratiniseerd materiaal: de hoornlaag van de huid, de nagels en haren. De voorkeur van verschillende species van dermatofyten voor hun voedingssubstraat is

1

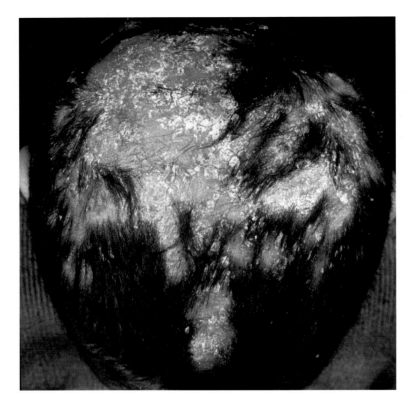

▣ **Figuur 1.4**   Actieve schimmelinfectie op het hoofd met roodheid, schilfering en haaruitval, veroorzaakt door *Trichophyton schoenleinii*. Deze infectie, die favus heet en ook wel 'kletskop' genoemd wordt, komt in Nederland nauwelijks meer voor.

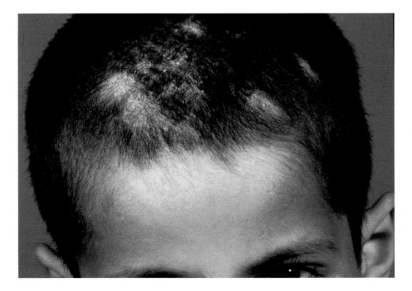

▣ **Figuur 1.5**   Schimmelinfectie op het hoofd door *Microsporum canis*.

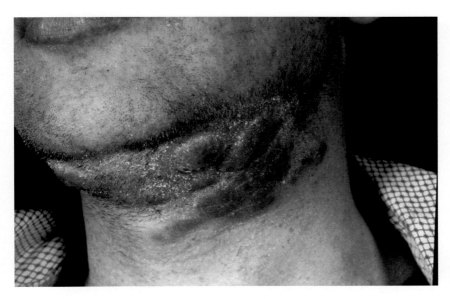

☑ **Figuur 1.6**   Eigenaar van de koe van ☑ figuur 1.2 met een diepe, met veel ontstekingsreactie gepaard gaande schimmelinfectie in de baardstreek (tinea barbae).

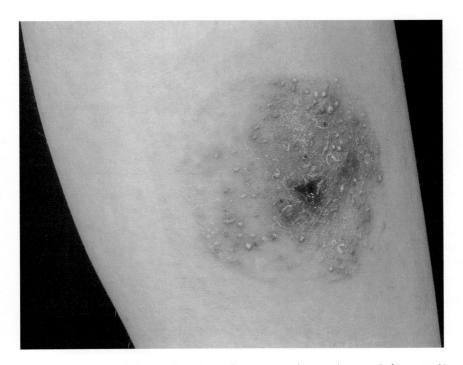

☑ **Figuur 1.7**   Schimmelinfecties, afkomstig van dieren, gaan vaak gepaard met een heftige ontstekingsreactie. Deze schimmelinfectie op een been vertoont talrijke pusteltjes en was afkomstig van een rat die als huisdier gehouden werd.

1

▣ Tabel 1.1 Indeling van dermatofyten op herkomst

	herkomst	species
antropofiele dermatofyten	mensen	*E. floccosum, M. audouinii[a], T. interdigitale[b], T. rubrum, T. schoenleinii[a], T. soudanense, T. tonsurans[a], T. violaceum[a]*
zoöfiele dermatofyten	dieren	*M. canis[a], T. equinum, T. interdigitale[b], T. verrucosum[a]*
geofiele dermatofyten	aarde	*M. gypseum*

E.: Epidermophyton, M.: Microsporum, T.: Trichophyton
[a] Deze species veroorzaken vooral infecties van de haren.
[b] *Trichophyton interdigitale* is de nieuwe speciesnaam voor variëteiten van *Trichophyton mentagrophytes* en kent zowel zoöfiele als antropofiele stammen.

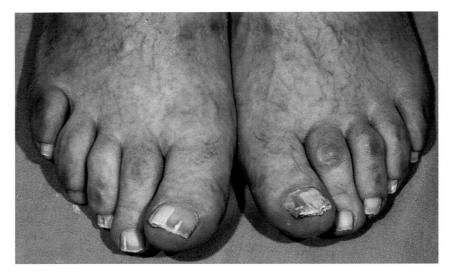

▣ Figuur 1.8 Typisch beeld van een distale en laterale onychomycose door *Trichophyton rubrum* (zie hoofdstuk 4.2)

verschillend. Alle dermatofyten kunnen zich in de huid nestelen, maar er zijn grote verschillen tussen de soorten in hun mogelijkheden om haren en nagels te infecteren. *Trichophyton rubrum* bijvoorbeeld, infecteert zelden de haren, maar vaak de nagels (▣ figuur 1.8). *Epidermophyton floccosum* besmet nooit haren en slechts zeer incidenteel nagels. De oorzaak hiervan is onbekend.

De verschillende vormen van schimmelinfecties aan de huid van de voeten (▶ par. 3.2) en de teennagels (▶ par. 4.2) met hun meest voorkomende verwekkers zijn opgesomd in ▣ tabel 1.2.

Tabel 1.2 Schimmelinfecties aan de huid van de voeten en aan de nagels en hun verwekkers.

type infectie	lokalisatie /kenmerk	meest voorkomende verwekkers
infecties aan de huid:		
tinea pedis plantaris	voetzool, zijkanten van de voet	*T. rubrum, T. interdigitale, E. floccosum*
tinea pedis interdigitalis	tussen de tenen	*T. interdigitale, T. rubrum, E. floccosum*
inflammatoire tinea pedis	met blaasjes en blaren	*T. interdigitale, T. rubrum*
ulcererende tinea pedis	ulceraties tussen de 4^e en 5^e teen	*T. interdigitale*
infecties aan de nagels:		
distale en laterale subunguale onychomycose	zijkanten en uiteinde van de nagel	*T. rubrum, T. interdigitale*
oppervlakkige witte onychomycose	witte plekken in bovenste deel nagelplaat	*T. interdigitale, T. rubrum*
proximale subunguale onychomycose	wit vanuit de proximale nagelwal	*T. rubrum*
endonyx onychomycose	*vinger*nagels, zeldzaam, bij patiën-ten met infectie van de haren	*T. soudanense, T. violaceum, T. tonsurans*

E.: *Epidermophyton*, T.: *Trichophyton*

1.2.2 Infecties met gisten

Bij infecties met gisten gaat het vooral om de geslachten *Candida* en *Malassezia*.

Candida-species

Candida albicans is een gist die bij 30-50% van de gezonde bevolking aanwezig is in de mond, het maag-darmkanaal en bij vrouwen in de vagina. Deze gist is bij mensen met een normale weerstand commensaal, dat wil zeggen dat het op het organisme leeft zonder schade te veroorzaken. Onder bepaalde omstandigheden echter kan de gist ziekteverschijnselen veroorzaken (facultatief pathogeen). Het gaat daarbij vooral om oppervlakkige infecties van de slijmvliezen (vagina, mond, penisslijmvlies), de huid (tussen de vingers, nagelwalontsteking (paronychium), in de plooien (*Candida* intertrigo, ▣ figuur 1.9), mondhoeken (perlèches, ▣ figuur 1.10), luiereczeem en incidenteel de nagels, die gezamenlijk met de term candidiasis worden aangeduid. Tot de omstandigheden die de groei van *Candida albicans* bevorderen behoren verstoring van de normale flora (gebruik van antibiotica), weerstandsvermindering (ouderdom, ernstige ziekte, diabetes mellitus, hiv-infectie, gebruik van immunosuppressiva: prednison, cytostatica), zwangerschap, behandeling met oestrogenen (infecties van de vagina) en lokale factoren zoals warmte, hyperhidrose, verweking van de huid en beschadiging van de huid door bestaande aan-

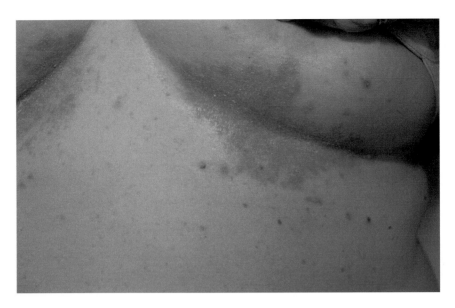

◧ **Figuur 1.9**   *Candida*-infectie onder de borsten.

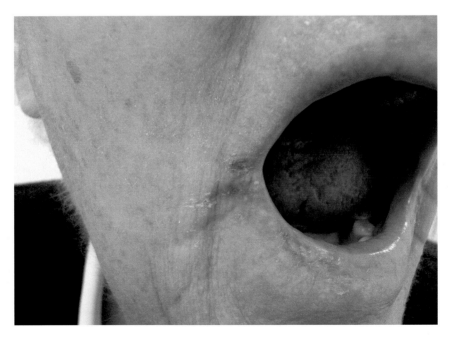

◧ **Figuur 1.10**   Infectie van de rechter mondhoek (perlèche of angulus infectiosus genoemd) door *Candida albicans* afkomstig uit de mond.

doeningen (psoriasis en seborroïsch eczeem in de plooien). In enkele gevallen kunnen bij patiënten met sterk verminderde weerstand *Candida*-infecties van inwendige organen optreden, zoals hersenvliesontsteking, bloedvergiftiging (sepsis) of endocarditis (ontsteking van de binnenbekleding van het hart en de kleppen).

Malassezia-species

Gisten van het geslacht *Malassezia*, die als commensaal op de huid aanwezig zijn, kunnen onder de juiste omstandigheden (warmte, zweten, hoge talgproductie) twee schimmelinfecties veroorzaken, te weten pityriasis versicolor en *Malassezia* folliculitis. Ook spelen ze een belangrijke rol bij het ontstaan van seborroïsch eczeem (roos op het hoofd is daarvan de mildste vorm). Bespreking hiervan valt buiten het bestek van dit boek.

1.3 Schimmelinfecties aan de huid, nagels, haren en slijmvliezen: een klinisch overzicht

De diverse schimmelinfecties van de huid, nagels, haren en slijmvliezen staan opgesomd in het volgende kader. Infecties van de huid met dermatofyten worden epidermomycosen genoemd (afgeleid van epidermis, opperhuid), van de haren trichomycosen (van het Griekse woord thrix, haar) en nagelinfecties worden aangeduid als onychomycosen (van het Griekse woord onyx, nagel). De infecties met dermatofyten worden door dermatologen vaak 'tinea' genoemd met daarachter de plaats van de infectie (in het Latijn), bijvoorbeeld tinea barbae, een schimmelinfectie in de baardstreek. In het geval van een schimmelinfectie aan de huid van de voeten spreekt men van tinea pedis (schimmelinfectie aan de voet) of tinea pedum (schimmelinfectie aan de voeten). In dit boek worden alleen de schimmelinfecties aan de huid van de voeten en de nagels besproken.

Overzicht van schimmelinfecties aan de huid, nagels, haren en slijmvliezen

- Infecties met dermatofyten:
  - infecties van de huid (epidermomycose);
    - tinea corporis (van het lichaam);
    - tinea manus / manuum (van de hand, van de handen);
    - tinea inguinalis (van de liezen);
    - tinea pedis / pedum (van de voet, van de voeten).
  - infecties van de nagels (tinea unguis/unguium, onychomycose).
  - infecties van de haren (trichomycose):
    - tinea capitis (van het hoofd);
    - tinea barbae (van de baardstreek).
- Infecties met *Candida*-species:
  - infecties van de slijmvliezen;
    - candidiasis oralis (mondholte);
    - candidiasis vaginalis (vagina en vulva);
    - balanitis/balanopostitis (eikel/eikel en voorhuid van de penis).

- infecties van de huid:
    - *Candida* intertrigo (plooien);
    - erosio interdigitalis (tussen de vingers/tenen);
    - perlèches (mondhoeken);
    - luiereczeem (luierstreek);
    - paronychium (nagelwal);
    - infecties van de nagels (onychomycose).
- Infecties met *Malassezia*-species:
    - *Malassezia* folliculitis;
    - pityriasis versicolor;
    - seborroïsch eczeem (geen schimmelinfectie in strikte zin).

Geraadpleegde literatuur

1. Nenoff P, Krüger C, Ginter-Hanselmayer G, Tietz H-J. Mycology – an update. Part 1: Dermato-mycoses: Causative agents, epidemiology and pathogenesis. J Dtsch Dermatol Ges 2014;12: 188–209
2. Habif TP. Clinical dermatology, 5e editie. Elsevier, 2010:491–540
3. Burns T, Breathnach S, Cox N, Griffiths C, redactie. Rook's textbook of dermatology, achtste druk. Oxford, Verenigd Koninkrijk: Blackwell Publishing, 2010:36.5–36.69
4. Bolognia JL, Jorizzo JL, Rapini RP, redactie. Dermatology, 2e editie. Elsevier, 2008:1135–1149
5. Baran R, Dawber RPR, de Berker DAR, Haneke E, Tosti A, redactie. Baran and Dawber's diseases of the nails and their management. Oxford, Verenigd Koninkrijk: Blackwell Science, 2001:129–159

Voorkomen, risicofactoren en ontstaanswijze van schimmelinfecties

2.1   Voorkomen (epidemiologie)

Sinds de jaren vijftig van de vorige eeuw is er wereldwijd een opmars van schimmel-infecties aan de voeten, vooral door *Trichophyton rubrum*. Deze is waarschijnlijk te wijten aan toenemende verstedelijking, het gebruik van sport- en fitnessfaciliteiten, waaronder zwembaden, reizen, dragen van afsluitend schoeisel, toenemende prevalentie van obesitas en het ouder worden van de bevolking. Het is niet bekend hoe vaak op dit moment schimmelinfecties aan de huid en de nagels van de voeten in de Nederlandse bevolking voorkomen (prevalentie). Op grond van zeven studies werd een gemiddeld percentage voor onychomycose van 4,3 voor de algemene bevolking in Europa berekend. In acht studies onder mensen die het ziekenhuis bezochten (meestal de afdeling dermatologie, patiënten die voor schimmelinfecties kwamen werden niet meegeteld) was de gemiddelde prevalentie 8,9%. Er zijn echter sterke aanwijzingen dat deze infecties in de totale bevol-king veel vaker voorkomen, mogelijk bij meer dan 10% (zie Achilles Project hierna).

Met toenemende leeftijd neemt de prevalentie van onychomycose sterk toe, tot wel 30-40% bij mensen ouder dan 70 jaar. Bij kinderen kwamen de infecties altijd weinig voor, maar de laatste jaren is een duidelijke toename van het aantal gevallen in die leef-tijdsgroep geobserveerd, waarschijnlijk door het sporten en een hoge prevalentie van schimmelinfecties bij gezinsleden. Mannen zijn vaker aangedaan dan vrouwen. Hoge prevalenties zijn gevonden bij mijnwerkers, soldaten en hardlopers. Blootstaan van deze groepen aan zweten, trauma, afsluitend schoeisel en gemeenschappelijke (douche)ruim-tes spelen hierbij een belangrijke rol.

In 1998 en 1999 werd in Europa het zogenoemde Achilles Project opgezet dat als doel had de prevalentie van schimmelinfecties aan de voeten en andere voetziekten in kaart te brengen en risicofactoren te identificeren.

2.1.1   Het Achilles Project: voorkomen van schimmelinfecties en andere ziekten aan de voeten in de Europese bevolking

In het Achilles Project, dat in 1997 en 1998 door dermatologen en huisartsen werd uitge-voerd in zestien Europese landen, waaronder Nederland, werden de voeten van twee grote groepen patiënten onderzocht. Het doel was om inzicht te krijgen in de prevalentie van ziekten aan de voeten in Europa en om predisponerende (bevorderende, risicover-hogende) factoren daarvoor te identificeren. Het onderzoek bestond uit twee onderdelen: studie 1 en studie 2. In het eerste onderzoek werden 70.497 patiënten die de huisarts bezochten, gevraagd of de arts hun voeten mocht onderzoeken. In het tweede deel werden 19.588 patiënten die een dermatoloog consulteerden, gevraagd aan het onderzoek mee te doen. De voeten van alle patiënten werden onderzocht op de aanwezigheid van ziekten/ afwijkingen. Van allen werden gegevens zoals leeftijd en geslacht genoteerd en de aan-wezigheid van mogelijk predisponerende factoren voor voetziekten en -afwijkingen, te weten suikerziekte, obesitas, gebruik van antibiotica, gebruik van corticosteroïden (zoals prednison), gebruik van immunosuppressiva (medicijnen die de afweer onderdrukken), vaatziekte, trauma, pathologie van botten en gewrichten (osteoarticulaire afwijkingen) en

◘ Tabel 2.1 Niet-mycotische aandoeningen aan de voeten in het Achilles Project.

afwijkingen	studie 1	studie 2
alle aandoeningen	38,4%	41,7%
orthopedische afwijkingen [a]	20,4%	24,8%
callus/clavus op de botten van de middenvoet	11,6%	9,6%
eczeem	5,8%	6,2%
wratten	5,2%	8,2%
ulcus (zweer)	2,3%	1,7%
psoriasis	2,0%	3,0%
gangreen, necrose (weefselversterf)	0,4%	0,4%
andere afwijkingen	5,4%	5,0%
bacteriële infecties	[b]	0,7%
virale infecties	[b]	0,8%
pigmentvlekken	[b]	1,5%
sclerodermie	[b]	0,4%

[a] pes planus (platvoet), pes cavus (holvoet), pes varus (klompvoet), pes valgus (knikvoet), pes equinus (spitsvoet), pes talus of hamertenen
[b] deze diagnoses werden in studie 1 niet apart gesteld en genoteerd

deelname aan sporten. In studie 2 werd daarnaast aan alle patiënten aangeboden om mycologisch onderzoek uit te voeren (schimmelkweek en/of KOH-preparaat, ▸ par. 6.2) van verdachte afwijkingen aan de huid, ook tussen de tenen, en aan de nagels.

In beide studies was ongeveer 58% van de deelnemers vrouw en 42% man en de gemiddelde leeftijd lag rond de 45 jaar. In studie 1 had 57% één of meer voetziekten; in studie 2 was het percentage 61. In studie 1 bleek 35% een schimmelinfectie te hebben en 38% een andere aandoening. De betreffende percentages in studie 2 waren resp. 41 en 42. De niet-mycotische ziekten/aandoeningen waren vooral orthopedische (podiatrische) afwijkingen en callus/clavus op de middenvoetsbeenderen (◘ tabel 2.1). Deze kwamen iets vaker voor bij vrouwen.

De meest frequent aanwezige predisponerende factoren aan de voeten waren vaatziekte, obesitas, pathologie van botten en gewrichten en deelname aan sporten. Behalve het gebruik van antibiotica, corticosteroïden en immunosuppressiva gaven alle mogelijk predisponerende factoren in beide studies een statistisch significant verhoogd risico op voetziekten (alle afwijkingen bij elkaar). De zogenoemde *odds ratio* – de factor waarmee de kans op het bestaan van ziekte is toegenomen bij de aanwezigheid van een risicofactor – varieerde van 1,24 voor sporten tot 3,36 voor osteoarticulaire pathologie.

Onychomycose en schimmelinfectie aan de huid van de voeten (tinea pedis) werden bij veel patiënten geobserveerd en bevestigd met mycologisch onderzoek. De prevalentiepercentages voor onychomycose waren 23 (studie 1) en 28 (studie 2). Tinea pedis kwam iets vaker voor (24% resp. 30%). Bij iets minder dan een kwart van de patiënten uit studie 2 met tinea pedis of onychomycose waren zowel de huid als de nagels aangetast. Bij de patiënten met onychomycose waren de grote tenen (92%) het meest frequent aangedaan. De helft van de patiënten met mycologisch bewezen onychomycose klaagde over ongemak bij lopen, 1/3 over pijn, 28% schaamde zich ervoor en 13% was beperkt in hun werk of andere activiteiten door de geïnfecteerde teennagels. De schimmelinfecties kwamen vaker bij mannen voor dan bij vrouwen. Men denkt dat dit komt doordat mannen vaker gebruikmaken van gemeenschappelijke douches na sporten en in de industrie. In dit project bleken mannen inderdaad veel meer aan sport te doen dan vrouwen. De prevalentie van de schimmelinfecties nam toe met de leeftijd. De hoogste prevalentie werd gezien in de leeftijdscategorie van 70-75 jaar, daarboven was er geen stijging meer. Daarbij zouden een drogere huid op oudere leeftijd en geringere kans op besmetting (niet meer zwemmen, sporten enzovoort) een rol kunnen spelen.

Uit analyses van de positieve schimmelkweken bleek dat 75% van de schimmelinfecties aan de voeten (huid + nagels) werd veroorzaakt door *Trichophyton* species, vooral *Trichophyton rubrum* en in mindere mate *Trichophyton interdigitale* (de nieuwe speciesnaam voor *Trichophyton mentagrophytes* var. *interdigitale*). *Candida*-soorten waren pathogenen in 12% en incidenteel werden *Aspergillus*-soorten (6%) en *Scopulariopsis brevicaulis* geïsoleerd. Bij 76% van de patiënten met een positieve kweek was er slechts één pathogeen, bijna altijd *Trichophyton*. Bij ongeveer 70% van de patiënten, bij wie door dermatologen de diagnose tinea pedis of onychomycose vermoed werd, werd de diagnose bevestigd door mycologisch onderzoek (KOH-preparaat, kweek). Hoe vaak de diagnose gemist is, is niet bekend.

Net als bij alle voetziekten samen gaven – naast het gebruik van antibiotica, corticosteroïden en immunosuppressiva – alle predisponerende factoren een statistisch significant verhoogde kans op het bestaan van een schimmelinfectie. De *odds ratios* (de factoren waarmee de kans op het bestaan van schimmelinfectie is toegenomen) waren als volgt: sporten 1,35, obesitas 1,38, diabetes 1,53, vaatziekte 1,59, trauma 1,67 en osteoarticulaire pathologie 1,72. Dit betekent dat de verhoogde risico's op schimmelinfecties bij de aanwezigheid van deze risicofactoren weliswaar bewezen zijn, maar slechts licht verhoogd.

In deze twee studies werden dus zeer hoge prevalenties gezien van schimmelinfecties aan de nagels (23 resp. 28%) en aan de huid van de voeten (24 resp. 30%). Uit de getallen kunnen geen conclusies getrokken worden over de prevalentie van schimmelinfecties in de totale bevolking, omdat het een geselecteerde populatie betrof van patiënten die een huisarts of dermatoloog bezochten. Overigens zijn er daarnaast nog mensen die geen verschijnselen van onychomycose of tinea pedis hebben, maar bij wie wel schimmels in de huid of nagels aanwezig zijn – een zogenoemde occulte of subklinische besmetting (niet onderzocht in het Achilles Project).

2.2 Risicofactoren voor het optreden van schimmelinfecties aan de voeten

Uit het Achilles Project is gebleken dat de volgende factoren predisponeren (risicofactoren zijn) tot schimmelinfecties aan de voeten: sporten, obesitas, diabetes, vaatziekte (verminderde doorbloeding van de voeten), trauma (vooral van de nagels) en osteoarticulaire pathologie. Deze en andere in de literatuur genoemde risicofactoren voor het ontwikkelen van schimmelinfecties aan de voeten (en soms op andere lokalisaties) zijn samengevat in ◘ tabel 2.2. Beschadiging van de huid, maceratie (verweking van de huid) en verminderde huidbarrière bevorderen besmetting. Vocht (hyperhidrose, dragen van afsluitende schoenen) is belangrijk voor het ontkiemen van sporen (mensen die blootsvoets gaan hebben bijna nooit schimmelinfecties). Immunosuppressie (hiv/aids, immunosuppressivagebruik) verhoogt de kans om besmet te raken, resulteert in ernstiger infecties en in toegenomen kans op recidieven. Waarschijnlijk spelen genetische factoren bij de gevoeligheid voor dermatofyteninfecties een rol. Zo ziet men vaak chronische infecties met *Trichophyton rubrum* bij leden van een bepaalde familie met bloedverwantschap, maar raken aangetrouwde verwanten niet geïnfecteerd. Gevoeligheid voor tinea imbricata, een zeer uitgebreide dermatofyteninfectie van de huid, zou volgens sommigen autosomaal recessief erfelijk zijn (dat wil zeggen dat het verantwoordelijke gen zowel bij de vader als de moeder aanwezig moet zijn, zonder dat zij zelf verschijnselen hoeven te hebben). Bij trisomie 21 (Downsyndroom) komen schimmelinfecties aan de voeten zeer frequent voor. Mogelijk zijn er raciale verschillen in gevoeligheid voor tinea capitis (schimmelinfectie van haren *op het hoofd*), maar het onderliggende mechanisme is niet vastgesteld. Er is wel een duidelijke associatie tussen atopie (erfelijk bepaalde aanleg tot eczeem, astma en hooikoorts) en chronische dermatofytose. Een onevenredig groot deel van de patiënten met chronische infecties heeft namelijk atopische verschijnselen, vooral astma en hooikoorts.

◘ **Tabel 2.2** Risicofactoren (bewezen en verondersteld) voor het ontwikkelen van schimmelinfecties aan de voeten.

risicofactor	commentaar / verklaring
mannelijk geslacht	vaker sporten dan vrouwen, gebruik van gemeenschappelijke douches
toenemende leeftijd	langere periode van expositie, slechtere circulatie, verminderende immuniteit, diabetes, dikkere nagels, langzamer groei, moeilijker nagels knippen, onvoldoende voethygiëne
sporten	gebruik van gemeenschappelijke douches en ruimtes (besmetting door anderen), trauma (◘ figuur 2.1), afsluitend schoeisel, zweten
mycose bij gezinsleden	verhoogde blootstelling aan pathogene schimmels
obesitas	meer kans op orthopedische (podiatrische) afwijkingen, slechtere bloedvoorziening, meer kans op diabetes mellitus
arteriële doorbloedingstoornissen	slechtere kwaliteit van huid en nagels, verminderde mogelijkheid tot adequate immuunrespons (◘ figuur 2.2)

risicofactor	commentaar / verklaring
osteoarticulaire pathologie	geeft aanleiding tot podiatrische aandoeningen, meer kans op defecten van de huid en op verstoorde huidbarrière, toename van keratine (callus, clavus)
diabetes mellitus	patiënten met suikerziekte zijn gevoeliger voor diverse micro-organismen, lokaal verminderde immuniteit, ischemie, neuropathie
dragen van afsluitende schoenen	vochtig milieu, tenen tegen elkaar, waardoor vochtig milieu en maceratie tussen de tenen, beschadiging van nagels
vocht, hyperhidrose	vocht bevordert de ontkieming van sporen, hyperhidrose bevordert maceratie, waardoor verminderde huidbarrière
orthopedische (podiatrische) aandoeningen	meer kans op defecten van de huid en verstoorde huidbarrière, soms verhoogde vochtigheid en maceratie tussen de tenen (tenen tegen elkaar)
atopische aanleg[a]	verminderde barrièrefunctie van de huid, afwijkende immuunrespons
huidaandoeningen	psoriasis (◻ figuur 2.3), ichthyosis, eczeem (verminderde barrièrefunctie, toename van keratine
trauma aan de nagels	gemakkelijkere penetratie van de schimmel in beschadigde (niet-intacte) nagel en bij traumatische onycholyse; vooral bij voetballers
nageldystrofie van enige oorzaak, bijvoorbeeld psoriasis	gemakkelijker penetratie van de schimmel in niet-intacte nagel, ook hogere frequentie van tinea pedis bij patiënten met psoriasis zonder nagelafwijkingen
immunosuppressie	verhoogt de kans op besmetting, de ernst van de infectie en de kans op recidieven door onvoldoende immuunrespons tegen de schimmel
dialyse	immunosuppressie, veel patiënten hebben diabetes mellitus
roken	verminderde bloedvoorziening
genetische factoren	– hogere frequentie van chronische dermatofytose bij patiënten met atopische aanleg; tinea imbricata (zeer uitgebreide schimmelinfecties) mogelijk autosomaal recessief erfelijk – hardnekkige infecties in bloedverwanten in families, geen besmetting van aangetrouwde familieleden – hoge prevalentie bij patiënten met trisomie 21 (Downsyndroom) (◻ figuur 2.4)
raciale factoren	negroïde populatie mogelijk gevoeliger voor schimmelinfecties *op het hoofd*
chronische veneuze insufficiëntie	nageldystrofie, onychogryfose (◻ figuur 2.5)
lymfoedeem	nageldystrofie, afwijkende immuunrespons
perifere neuropathie	verhoogde kans op orthopedische afwijkingen, pijn van wondjes wordt niet gevoeld

[a] atopie; erfelijk bepaalde aanleg tot eczeem, astma en hooikoorts

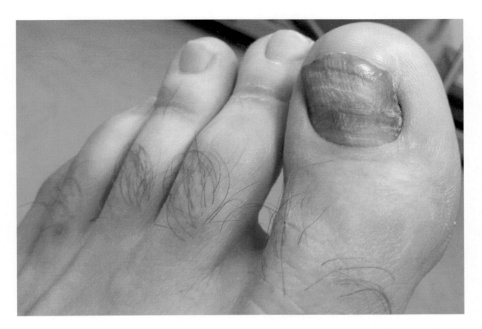

■ **Figuur 2.1** Traumatisch veranderde nagel met een subunguaal hematoom en een beginnende schimmelinfectie aan de rand.

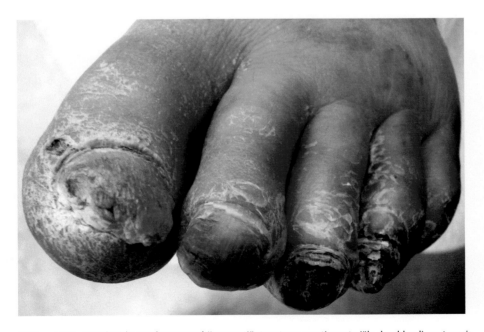

■ **Figuur 2.2** Uitgebreide onychomycose bij een patiënt met een ernstige arteriële doorbloedingsstoornis.

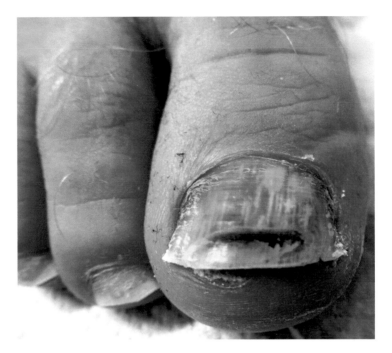

◨ **Figuur 2.3**   Schimmelinfectie aan de nagel bij een patiënt met psoriasis. Loslating van de nagelplaat (onycholyse) bevordert het ontstaan van een schimmelinfectie.

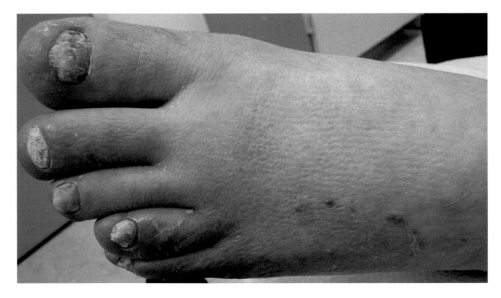

◨ **Figuur 2.4**   Patiënten met trisomie 21 (Downsyndroom) hebben vaak hardnekkige schimmelinfecties aan huid en nagels.

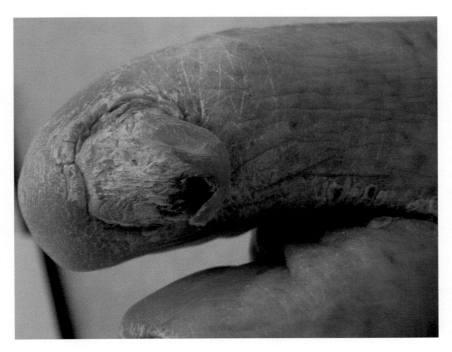

■ **Figuur 2.5** Onychogryfose met secundaire schimmelinfectie.

2.3 Ontstaanswijze (pathogenese) van schimmelinfecties

De invasie van dermatofyten in het stratum corneum (de hoornlaag) van de epidermis (opperhuid) begint met het vasthechten van besmettelijke schimmelsporen (arthroconidia) aan de keratinocyten van de hoornlaag. Dit proces is na ongeveer twee uur voltooid, waarna de sporen gaan ontkiemen en doordringen in en tussen de keratinocyten. Na het ontkiemen worden hyfen (schimmeldraden) gevormd, die langer worden en waaruit door vertakkingen netwerken (mycelia) ontstaan. De groei gaat oppervlakkig en horizontaal en beperkt zich tot de hoornlaag. Het feit dat dermatofyten slecht groeien bij een temperatuur van 37°C (de lichaamstemperatuur) speelt mogelijk een rol bij het achterwege blijven van een diepe invasie van het lichaam. Dermatofyten produceren verschillende proteolytische (eiwitoplossende) enzymen zoals keratinasen, metalloproteasen, lipasen en serineproteasen. De keratinasen en lipasen zorgen voor oplossen van de hoornlaag, zodat de schimmel erin kan doordringen. Deze en andere enzymen stellen de schimmel in staat om keratine, andere eiwitten, lipiden en DNA als voedsel te verteren. In hun celwanden hebben schimmelcellen stoffen die een immuunreactie van de gastheer onderdrukken. Bij infectie met *Trichophyton rubrum* onderdrukken diezelfde stoffen de celdeling van de epidermis, waardoor de kans wordt verminderd dat de schimmel door het snelle afschilferen van de huid wordt afgestoten. De invasie van dermatofyten is afhankelijk van vele gastheerfactoren, waaronder immuunreactiviteit, de activiteit van proteaseremmers en mogelijk hormonen. Hoge temperatuur, hoge pH-waarde van de huid, hyperhidrose, huidlaesies, maceratie en immunosuppressie bevorderen de schimmelinvasie. Wanneer deze succesvol is, ontstaat huidziekte.

2.3.1   Afweer van de gastheer en immunologische factoren

In het algemeen geldt dat zoöfiele en geofiele schimmelspecies meer ontstekingsreactie (afweer) provoceren dan de antropofiele soorten (▶ tabel 1.1). De afweer van de gastheer tegen schimmels die dermatomycosen veroorzaken berust gedeeltelijk op aangeboren en deels op verworven immuunmechanismen. De immuunreactiviteit is afhankelijk van de leeftijd, het geslacht, de algehele gezondheid, medicatie en mogelijk een genetische aanleg van de patiënt. Serumfactoren zoals β-globulines en ferritine lijken in staat om in vitro en op gekweekte huid de groei van dermatofyten te remmen. Mogelijk gaat de epidermis zich sneller delen, waardoor het besmette stratum corneum vaker wordt afgestoten. Een ander mogelijk mechanisme van bescherming tegen dermatofyten is de aanwezigheid van verzadigde vetzuren, die worden afgescheiden door talgklieren en die in vitro de groei van de schimmels remmen. Dit zou mogelijk kunnen verklaren waarom trichomycosen op het behaarde hoofd, waar veel talg wordt geproduceerd, spontaan genezen bij mensen in en na de puberteit, wanneer de talgproductie hoog is. Ook zou het begrijpelijk maken waarom nieuwe infecties van de haren bij volwassenen zo weinig voorkomen. Een van vetzuren afgeleide stof, undecyleenzuur, is zelfs lange tijd gebruikt voor de behandeling van schimmelinfecties van de huid.

Keratinocyten in de epidermis scheiden antimicrobiële peptiden af, waaronder defensinen, canthelicidinen en psoriasine, die schimmelinvasie tegengaan. Bij patiënten met atopisch eczeem is de productie van β-defensinen verminderd, wat resulteert in hogere prevalentie van tinea pedis bij deze patiënten. Bij een infectie trekken zogenoemde chemotactische factoren ontstekingscellen aan en kunnen een ontstekingsreactie activeren. Neutrofiele granulocyten (bepaalde witte bloedcellen) en monocyten (macrofagen) nemen dermatofyten op en produceren cytokinen en vrije zuurstofradicalen, die de schimmels en hun sporen doden.

Lokale schimmelinfecties geven aanleiding tot de productie van circulerende antistoffen en activeren T-lymfocyten (cellulaire immuniteit), die gelokaliseerde of gegeneraliseerde ontstekingsreacties (immuunreacties) veroorzaken. Waarschijnlijk speelt de cellulaire immuniteit met gesensibiliseerde T-lymfocyten een cruciale rol bij de afweer tegen dermatofyten. Patiënten met een inflammatoire reactie op een schimmel hebben namelijk meestal ook een positieve vertraagde huidtest tegen het schimmelantigeen trichofytine, wat duidt op cellulaire immuniteit. Bij chronisch verlopende infecties zijn dergelijke huidtests negatief.

Het vormen van humorale antistoffen (immunoglobulinen) van de klassen IgM, IgG, IgA en IgE lijkt niet bij te dragen aan eliminatie van schimmels, omdat de hoogste concentraties van deze antistoffen worden gevonden bij patiënten met chronisch verlopende dermatofytosen.

Chronisch of abnormaal verlopende dermatofyteninfecties komen vaker voor bij patiënten met een verminderde immuniteit, bijvoorbeeld bij het gebruik van prednison en immunosuppressiva, of bij patiënten met kanker of hiv/aids. Zij zijn ook vatbaar voor infecties met schimmels die bij gezonde personen geen ziekteverschijnselen geven, zogenoemde opportunistische infecties. Ook zijn immunodeficiënte personen gevoelig voor systemische schimmelinfecties (verspreid in het lichaam), die zeer ernstig of zelfs dodelijk kunnen verlopen. Deze worden overigens nooit door dermatofyten veroorzaakt.

Geraadpleegde literatuur

1. Gupta AK, Daigle D, Foley KA. The prevalence of culture-confirmed toenail onychomycosis in at-risk patient populations. J Eur Acad Dermatol Venereol 2015;29:1039–1044
2. Shemer A, Gupta AK, Farhi R, Daigle D, Amichai B. When is onychomycosis onychomycosis? A cross-sectional study of fungi in normal-appearing nails. Br J Dermatol 2015;172:380–383
3. Ilkit M, Durdu M. Tinea pedis: The etiology and global epidemiology of a common fungal Infection. Crit Rev Microbiol 2015;41:374–388
4. Nenoff P, Krüger C, Ginter-Hanselmayer G, Tietz H-J. Mycology – an update. Part 1: Dermatomycoses: Causative agents, epidemiology and pathogenesis. J Dtsch Dermatol Ges 2014;12: 188–209
5. Sigurgeirsson B, Baran R. The prevalence of onychomycosis in the global population: a literature study. JEADV 2014;28:1480–1491
6. Nenoff P, Ginter-Hanselmayer G, Tietz H-J. Onychomykose – ein Update. Teil 1 – Prävalenz, Epidemiologie, disponierende Faktoren und Differenzialdiagnose. Hautarzt 2012;63:30–38
7. Burns T, Breathnach S, Cox N, Griffiths C, redactie. Rook's textbook of dermatology, achtste druk. Oxford, United Kingdom: Blackwell Publishing, 2010:36.5–36.69
8. Tosti A, Hay R, Arenas-Guzmán R. Patients at risk of onychomycosis – risk factor identification and active prevention. JEADV 2005;19 (Suppl. 1):13–16
9. Burzykowski T, Molenberghs G, Abeck D, Haneke E, Hay R, et al. High prevalence of foot diseases in Europe: results of the Achilles Project. Mycoses 2003;46:496–505
10. Haneke E. Achilles foot-screening project: background, objectives and design. JEADV 1999;12 (Suppl. 1):S2–S5
11. Roseeuw D. Achilles foot screening project: preliminary results of patients screened by dermatologists. JEADV 1999;12 (Suppl. 1):S6–S9

Schimmelinfecties aan de huid van de voeten

3.1   Inleiding

Een schimmelinfectie aan de huid van de voeten en tussen de tenen wordt tinea pedum (enkelvoud: tinea pedis, schimmelinfectie aan de voet) genoemd. Men mag ook spreken van dermatomycosis pedis/pedum. Een veelgebruikt synoniem is zwemmerseczeem. Het is de meest voorkomende dermatofyteninfectie bij de mens.

Het klinisch beeld van tinea pedis is onder meer afhankelijk van de verwekker. De antropofiele soorten (▶ par. 1.2.1) zijn erg besmettelijk, maar geven weinig ontstekings-reactie en verlopen, door het uitblijven van een immuunreactie, veelal chronisch. Tot deze groep dermatofyten behoren *Trichophyton rubrum* (verantwoordelijk voor ongeveer 70% van alle infecties), *Trichophyton interdigitale* (de nieuwe naam voor *Trichophyton mentagrophytes* var. *interdigitale*) en *Epidermophyton floccosum*. De zoöfiele species, af-komstig van dieren, gaan met meer ontstekingsreacties gepaard (roodheid, oedeem, blaasjes, etterpuistjes), maar zijn minder besmettelijk dan de antropofiele. Deze infecties kunnen door de immuunreactie spontaan genezen. Aan de voet kan vooral *Trichophyton interdigitale* (die zowel antropofiele als zoöfiele stammen heeft) de verwekker zijn bij inflammatoire schimmelinfecties. Incidenteel komen infecties met gisten (vooral *Candida*-species) aan de voeten voor, met name tussen de tenen en in chronische paronychia (nagelwalontstekingen). Meestal is er sprake van een secundaire invasie. Deze beelden worden achteraan in dit hoofdstuk kort beschreven.

3.2   Klinisch beeld van schimmelinfecties aan de huid van de voeten

Er zijn vier hoofdverschijningsvormen: schimmel tussen de tenen (tinea pedis interdigi-talis), schimmelinfectie met roodheid en schilfering onder de voeten (tinea plantaris), inflammatoire tinea pedis en – minder vaak – de ulcererende tinea pedis. Bij 25-35% van de patiënten met een schimmelinfectie aan de huid van de voeten zijn ook één of meer nagels geïnfecteerd (onychomycose).

■   Tinea pedis interdigitalis

De meest voorkomende vorm van een schimmelinfectie aan de huid van de voeten is gelokaliseerd tussen de tenen en wordt tinea pedis interdigitalis genoemd (inter = tussen, digitus = teen, vinger). Deze infectie zit vaak tussen de vierde en de vijfde teen en minder vaak tussen de derde en vierde teen (◻ figuur 3.1). Het begint met schilfering. Later ont-staan jeukende en branderige witte verkleuring (maceratie), pijnlijke erosies en fissuren en inflammatoir erytheem (ontstekingsroodheid). De symptomen van jeuk en branderig-heid zijn erger tijdens warm weer, bij veel lopen en bij het uittrekken van schoenen en sokken. Ook tussen de andere tenen kunnen afwijkingen voorkomen, vaak beperkt tot lichte schilfering en enige maceratie. Van hieruit kan de infectie zich verspreiden naar de voetzool of de huid van de voetrug (◻ figuur 3.2).

Een tinea pedis interdigitalis met maceratie is een ideale voedingsbodem voor andere micro-organismen. Secundaire infecties (superinfecties) met gramnegatieve bacteriën of andere bacteriën zoals stafylokokken of streptokokken komen dan ook vaak voor. In iets

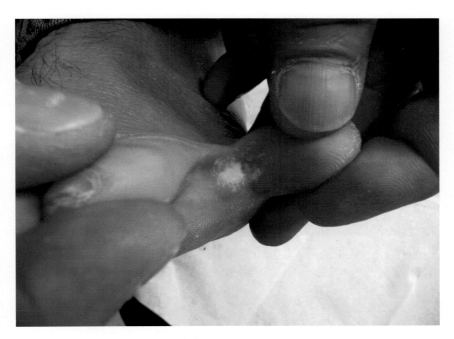

◘ Figuur 3.1 Een schimmelinfectie aan de voeten begint meestal tussen de 4e en de 5e teen en wordt vaak zwemmerseczeem genoemd.

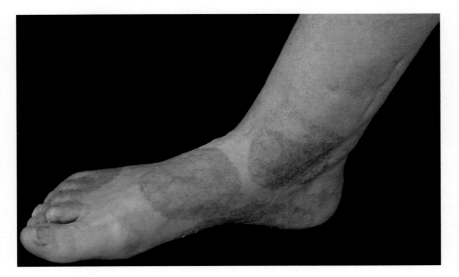

◘ Figuur 3.2 Uitgebreide schimmelinfectie aan de voet.

mindere mate geldt dat ook voor gisten zoals *Candida*-species. De aanwezigheid van een groenige waas duidt op superinfectie met de bacterie *Pseudomonas aeruginosa*. Ulceraties zijn niet zeldzaam. Ook afscheiding van vocht en pus kan een kenmerk zijn van bacteriële contaminatie en de laesies geven niet zelden een penetrante vieze lucht af.

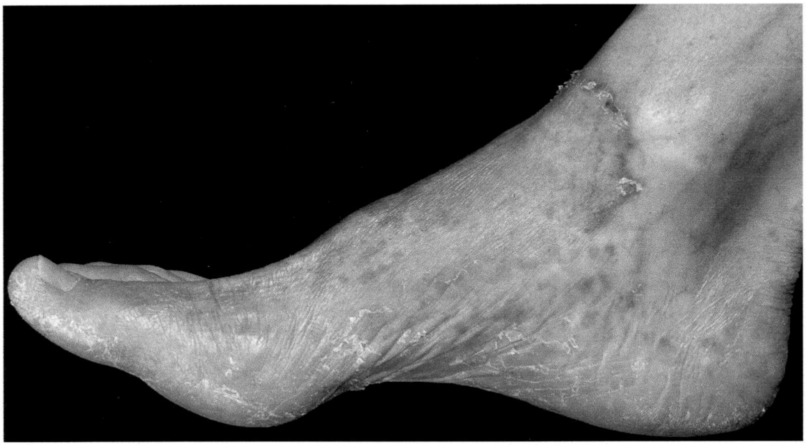

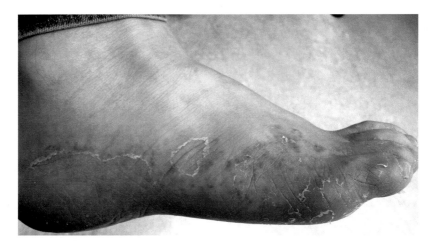

◘ Figuur 3.3   Uitgebreide mycose aan de voet. Karakteristiek voor een mycose is de geaccentueerde rode en schilferende rand, die vooral op de voetrug mooi te zien is.

◘ Figuur 3.4   'Mocassin-type' tinea pedis.

■   Tinea pedis met roodheid en schilfering onder de voeten (tinea plantaris)

Het tweede morfologische type tinea pedis wordt gekenmerkt door roodheid (erytheem) en schilfering (squamae) en is daarmee één van de 'erythematosquameuze' aandoeningen. Deze infectie begint vaak als een tinea pedis interdigitalis, die zich vanuit de ruimte tussen de tenen over de huid van de voetzolen en later de zijkant van de voet en eventueel de voetrug uitbreidt. Er zijn gebieden met roodheid en schilfering die zich aan een kleiner of groter deel van de huid van één of beide voeten manifesteren. Sommige patiënten klagen over jeuk. Soms is er een iets geaccentueerde schilferende rode en schilferende rand te zien (◘ figuur 3.3).

Een rode schilferende mycose onder de *gehele* voetzolen, die vaak doorloopt tot op de mediale en laterale voetrand, wordt het 'mocassin-type' tinea pedis genoemd (◘ figuur 3.4).

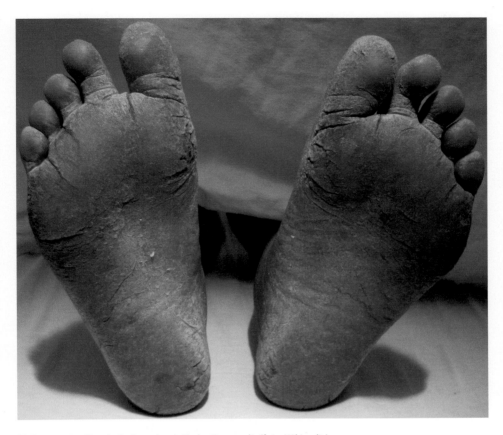

□ Figuur 3.5   Chronische hyperkeratotische tinea pedis (foto: Wikipedia).

Wanneer een dergelijke infectie langdurig bestaat, wordt de huid dikker en kunnen pijnlijke fissuren ontstaan. Daarom wordt dit type ook wel chronische hyperkeratotische tinea pedis genoemd (□ figuur 3.5). Dit type infectie verloopt chronisch en progressief, omdat het immuunsysteem van de patiënt niet tegen de schimmel in actie komt. Niettemin kunnen er ook recidiverende inflammatoire verschijnselen optreden op een deel van de verder overigens rustige mycose, die vanzelf weer overgaan.

Na verloop van tijd zullen ook nagels geïnfecteerd raken. Op termijn kan de schimmel zelfs overgaan op de handen. Het betreft dan een niet-inflammatoire mycose van de handpalm en de zijkant van de hand (meestal de linker, niet-dominante hand) met schilfering of zelfs diffuse hyperkeratose, waarin pijnlijke kloofjes kunnen ontstaan. Niet zelden worden na verloop van tijd één of meer vingernagels geïnfecteerd. Opmerkelijk en onverklaard is dat deze schimmelinfectie nagenoeg altijd is gelokaliseerd aan één hand: het *one hand-two feet syndrome* (□ figuur 3.6) De verwekker is bijna altijd dezelfde als die van de tinea pedis. Aangenomen wordt dat de infectie aan de hand het gevolg is van krabben aan de geïnfecteerde voeten.

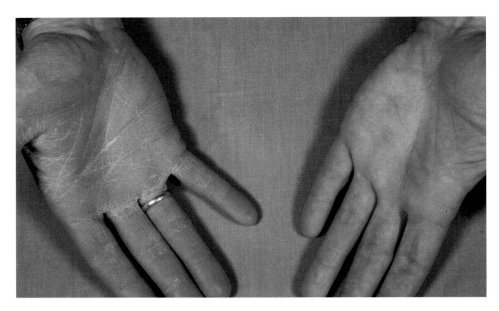

◩ **Figuur 3.6**   Mycose aan de rechterhand bij het *one hand-two feet syndrome*. De linkerhand vertoont geen afwijkingen.

- **Inflammatoire tinea pedis**

Bij de inflammatoire tinea pedis is er immuunreactiviteit tegen de schimmel. Dan ziet men één of meer ringvormige of gedeeltelijk ringvormige laesies met een verheven, ontstoken rode en schilferende rand met blaasjes of pustels. Heftige immuunreacties geven aanleiding tot het ontstaan van geïsoleerde of groepjes blaasjes en blaren op een erythemateuze ondergrond, vaak uit voorheen nauwelijks zichtbaar veranderde huid (◩ figuur 3.7 en ◩ figuur 3.8). Deze vorm van vesiculeuze of bulleuze mycose is meestal aan één voet

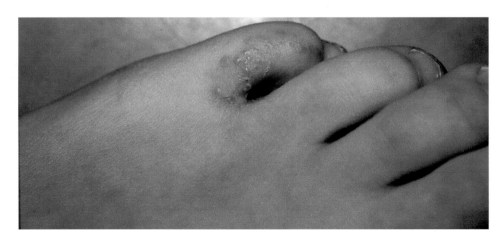

◩ **Figuur 3.7**   Inflammatoire mycose aan de 5e teen.

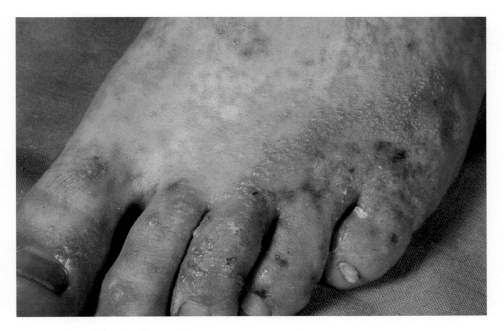

◘ Figuur 3.8   Uitgebreide inflammatoire mycose.

gelokaliseerd en ontstaat heel snel. De inhoud van de blaren is eerst helder of gelig, maar kan purulent worden bij het optreden van bacteriële superinfectie met stafylokokken of streptokokken. De blaren ontstaan in ronde, polycyclische (met vele ringen), herpeti-forme (lijkend op herpes, koortsblaasjes) of serpigineuze (slingerende) groepjes in de holte van de voet, de zijkanten van de voeten, aan de tenen en in de plooien onder de tenen. De patiënt heeft vaak ernstige jeuk en soms branderigheid en pijn, wat het lopen bemoeilijkt. De blaasjes en blaren drogen meestal vanzelf in, maar de overliggende huid kan ook loslaten (bijvoorbeeld door het lopen), waarbij een nattende rode ondergrond bloot komt te liggen.

Deze heftige inflammatoire reacties kunnen aanleiding geven tot een zogeheten my-kide, een secundaire immuunrespons die wordt veroorzaakt door het activeren van cir-culerende antistoffen en gesensibiliseerde T-lymfocyten. Deze reactie wordt gekenmerkt door het ontstaan van blaasjes of blaren op dezelfde voet, de andere voet en/of beide handen (◘ figuur 3.9). De nieuwe blaasjes en blaren bevatten geen schimmeldraden en zijn dus ook niet besmettelijk. In het geval van een mykide met blaasjes (vesikels) spreekt men van acrovesiculeus eczeem; zijn er blaren (bullae) dan heet de reactie pompholyx. Ze worden vaker in de zomer gezien dan in de winter. Zonder therapie verdwijnen de ver-schijnselen meestal na enkele weken. De schimmel kan dan door de heftige immuun-reactie geheel verdwenen zijn, maar kan ook subklinisch (geen zichtbare verschijnselen) aanwezig blijven en bijvoorbeeld een volgende zomer weer terugkomen (recidiveren). Mykiden kunnen ook de vorm aannemen van exanthemen die lijken op mazelen of rood-vonk, urticaria (*Voeten en huid*, tweede editie, paragraaf 20.3), erythema multiforme

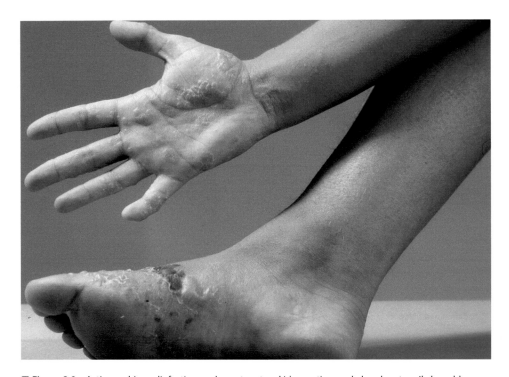

◱ Figuur 3.9   Actieve schimmelinfectie aan de voet met mykide reactie aan de hand met vesikels en blaren.

(*Voeten en huid*, tweede editie, paragraaf 21.3), erythema nodosum (*Voeten en huid*, tweede editie, paragraaf 14.6) of erythema annulare centrifugum (een uitslag met erythemateuze ringen die geleidelijk groter worden).

- ▪ Ulcererende tinea pedis

De ulcererende tinea pedis wordt gekarakteriseerd door zich snel uitbreidende vesiculo-pustuleuze (met blaasjes en etterpuistjes) laesies, erosies en ulceraties, die vaak gepaard gaan met secundaire bacteriële infectie (◱ figuur 3.10). Er is maceratie en schilfering aan de randen. Deze infectie begint doorgaans tussen de derde en vierde en tussen de vierde en vijfde teen en breidt zich uit over de voetrug en de voetzool. Grote gebieden van de huid van de voetzool, soms zelfs de gehele voetzool, kunnen loslaten. Dit type tinea pedis wordt vooral gezien bij patiënten met verminderde immuniteit en mensen met suiker-ziekte. Complicaties zoals cellulitis, lymfangitis, koorts en algehele malaise komen regel-matig voor. Wij menen dat de ulcererende tinea pedis geen aparte verschijningsvorm van een schimmelinfectie aan de voeten is, maar een ernstige tinea pedis interdigitalis met secundaire bacteriële infectie.

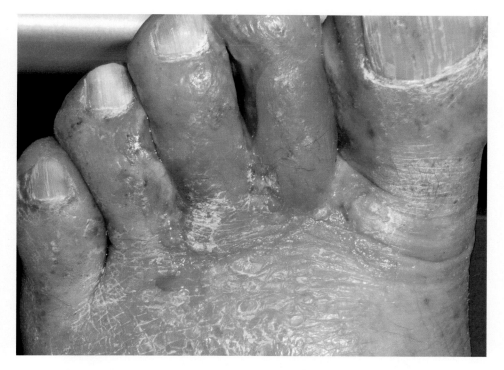

□ **Figuur 3.10**   Ulcererende tinea pedis; een secundaire bacteriële infectie is meestal aanwezig.

■ Asymptomatische (occulte) infecties

Er zijn mensen die geen verschijnselen van tinea pedis of onychomycose hebben, maar bij wie wel schimmels in de huid of nagels aanwezig zijn, een zogeheten occulte of subklinische besmetting. De frequentie hiervan varieert tussen verschillende studies sterk. Subklinische onychomycose komt vooral veel voor bij een aanwezige tinea pedis. De nagels kunnen dus als reservoir voor dermatofyten dienen.

3.3   Oorzaak en ontstaanswijze

De oorzaak van tinea pedis is besmetting van de huid van de voeten met schimmels, meestal dermatofyten. De meest voorkomende verwekkers van schimmelinfecties aan de voeten zijn:

- tinea interdigitalis: *Trichophyton interdigitale*, *Trichophyton rubrum* en *Epidermophyton floccosum*;
- tinea pedis plantaris: *Trichophyton rubrum* en *Epidermophyton floccosum*;
- inflammatoire tinea pedis: *Trichophyton interdigitale* en *Trichophyton rubrum*;
- ulcererende tinea pedis: *Trichophyton interdigitale*.

Bij de tinea pedis interdigitalis, zeker wanneer er maceratie aanwezig is, wordt het beeld vaak gecompliceerd door secundaire infecties (superinfecties) met gisten (meestal *Candida*-soorten) of gramnegatieve bacteriën zoals *Pseudomonas aeruginosa*. Infectie met *Pseudomonas* is te herkennen aan de groene kleur (◼ figuur 3.11).

Predisponerende factoren (risicofactoren) voor het ontstaan van schimmelinfecties aan de huid van de voeten en de ontstaanswijze (pathogenese) ervan worden besproken in ► H. 2.

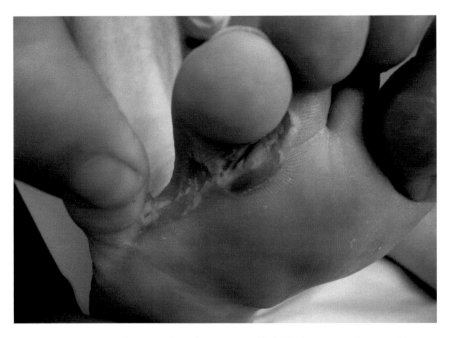

◼ **Figuur 3.11**   Een *Pseudomonas*-infectie kan men gemakkelijk herkennen aan de groene kleur.

3.4   Voorkomen

Het voorkomen (de epidemiologie) van schimmelinfecties aan de huid van de voeten wordt besproken in ► par. 2.1.

3.5   Differentiële diagnostiek

Differentiële diagnostiek houdt in dat men probeert om uit een aantal verschillende ziektebeelden die op elkaar kunnen lijken, de werkelijke ziekte te identificeren, door de betekenis van ziekteverschijnselen tegen elkaar af te wegen en door zo nodig aanvullend onderzoek, waaronder laboratoriumonderzoek, te verrichten.

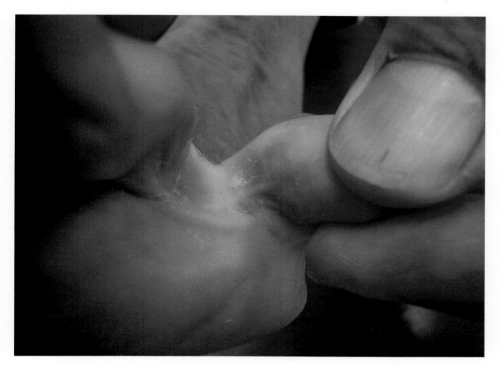

⬛ Figuur 3.12 Erythrasma tussen de tenen is niet zeldzaam en kan sterk lijken op een schimmelinfectie.

■ **Tinea pedis interdigitalis**

De interdigitale schimmelinfectie kan verward worden met infectie door gramnegatieve bacteriën, infecties veroorzaakt door gisten (zie achteraan in dit hoofdstuk) of infecties door andere non-dermatofyte schimmels zoals *Scytalidium*- en *Fusarium*-species. De meest voorkomende gramnegatieveninfectie is met *Pseudomonas aeruginosa* en wordt gekenmerkt door scherpbegrensde gebieden van maceratie en pijnlijke erosies, soms met een groenige waas. Bij ernstige interdigitale mycose, zeker bij vocht/pusafscheiding en/of een penetrante vieze geur, kan daarom het beste een *swab* worden afgenomen voor kweek op gisten en bacteriën zoals stafylokokken, streptokokken en gramnegatieven. Overigens zijn infecties met deze micro-organismen vaak secundair aan een al bestaande tinea pedis interdigitalis.

Een lichte schilfering tussen de tenen, vaak met enige maceratie, kan ook duiden op erythrasma (*Voeten en huid*, tweede editie, paragraaf 6.3). Erythrasma is een oppervlakkige infectie met de bacterie *Corynebacterium minutissimum* (⬛ figuur 3.12 en ⬛ figuur 3.13). De diagnose kan gesteld worden door de aangedane huid in het donker te beschijnen met de woodlamp (*blacklight*, zendt ultraviolette straling uit). Bij een erythrasma zal de huid paarsig-rood oplichten ('koraalrode fluorescentie') door de porfyrinen die afgescheiden worden door de bacteriën (⬛ figuur 3.14). *Pseudomonas*-bacteriën lichten geelgroen op onder de woodlamp. Tussen de 4e en 5e teen ziet men soms, vooral bij vrouwen,

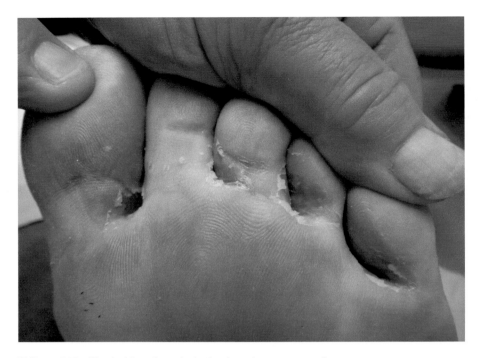

◨ **Figuur 3.13**   Uitgebreide en lang niet-herkende erythrasma tussen alle tenen.

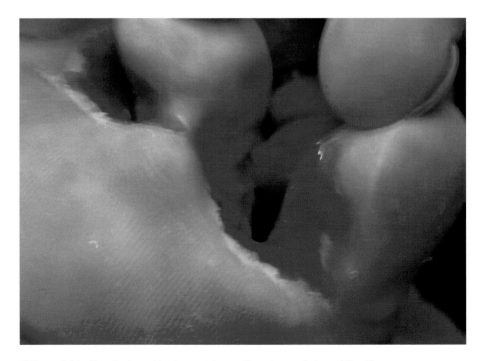

◨ **Figuur 3.14**   Koraalrode aankleuring met de woodlamp tussen de tenen bij erythrasma.

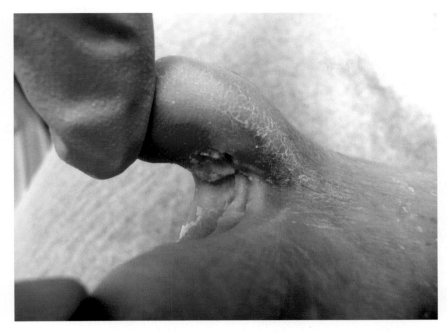

■ **Figuur 3.15** Een weke likdoorn (clavus molle) kan ook lijken op een schimmelinfectie.

callus of een clavus (weke likdoorn, clavus molle), die ook een gemacereerd aspect hebben (■ figuur 3.15).

■ Tinea pedis met roodheid en schilfering onder de voeten (tinea plantaris)

De tinea plantaris, een aandoening met roodheid en schilfering van de voetzolen en eventueel de huid van de zijkant(en) en rug van de voet, kan vooral verward worden met drie andere erythematosquameuze aandoeningen, te weten psoriasis vulgaris, allergisch contacteczeem (in zijn subacute fase) en juveniele plantaire dermatose.

Bij *psoriasis vulgaris* (*Voeten en huid*, tweede editie, paragraaf 11.1) heeft de patiënt meestal ook elders psoriasislaesies: scherp begrensde erythematosquameuze papels of plaques met zilverwitte schilfering. Voorkeurslokalisaties daarvoor zijn ellebogen, knieën, onderop de rug en het behaarde hoofd. Er is ook een vorm die beperkt is tot de handen en voeten: psoriasis manuum et pedum. Bij ongeveer de helft van de patiënten met psoriasis komen nagelafwijkingen voor. Aan de voeten kunnen deze veel lijken op onychomycose met dystrofie van de nagels (onregelmatig, geel verkleurd, verdikt), subunguale hyperkeratose en onycholyse (■ figuur 3.16). De nagelafwijkingen aan de handen (waar schimmelinfecties zelden voorkomen behalve bij het *one hand-two feet syndrome*) bij psoriasis zijn vaak kenmerkender met putjes in de nagels, subunguale hyperkeratose en onycholyse. Eén nagelafwijking is pathognomonisch voor psoriasis, dat wil zeggen dat de aanwezigheid ervan bewijzend is voor psoriasis, het zogeheten olievlekfenomeen. Dit is een gelig-roze of rozig-rode vlek (in de Engelstalige literatuur spreekt men over *salmon coloured*, zalmkleurig) onder een normale nagel.

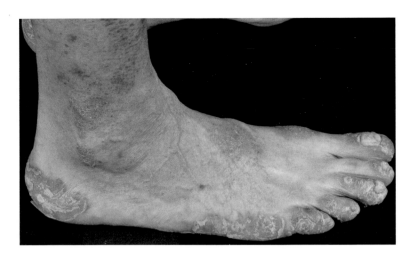

■ **Figuur 3.16**   Uitgebreide psoriasis aan de voeten en nagels lijkend op een schimmelinfectie.

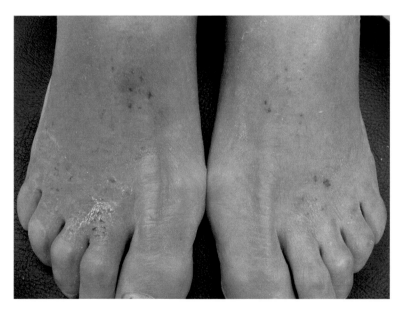

■ **Figuur 3.17**   Allergisch contacteczeem door bestanddelen van schoenen. Geen afwijkingen tussen de tenen, geen actieve rand en symmetrische verdeling over de voetruggen.

Een *allergisch contacteczeem* (voor bestanddelen van schoenen bijvoorbeeld, *Voeten en Huid*, tweede editie, paragraaf 10.3) met erytheem en schilfering (subacuut eczeem, *Voeten en huid*, tweede editie, paragraaf 10.1) is vaak symmetrisch gelokaliseerd aan beide voeten en meer aan de bovenkant dan aan de voetzolen (■ figuur 3.17). Soms is de vorm van de schoenen te herkennen in het patroon van de huiduitslag. Een allergisch contact-

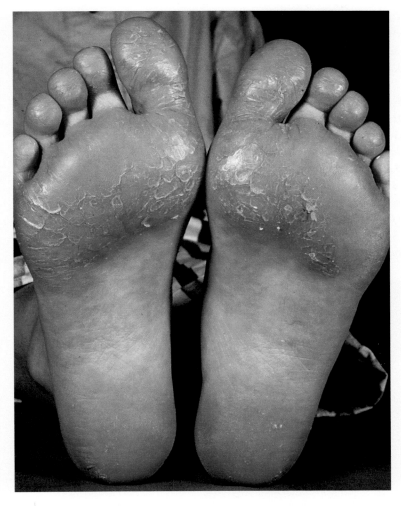

Figuur 3.18 Juveniele plantaire dermatose. Symmetrische verdeling met vrijlating van de middenvoet.

eczeem jeukt meer dan een schimmelinfectie. De diagnose wordt gesteld met behulp van contactallergologisch onderzoek (plakproeven op de rug).

De *juveniele plantaire dermatose* (*Voeten en huid*, tweede editie, paragraaf 10.5) wordt vooral gezien bij kinderen tussen de 3 en 10 jaar. Het beeld is karakteristiek. De huid van de drukpunten van de voetzolen (vooral de voorvoeten) en van de tenen is rood, droog en schilferig en er ligt een glans op. Er zijn oppervlakkige kloofjes. De huid van de voetholte is vrij van afwijkingen en dat geldt ook voor de huid tussen de tenen (wat een schimmel-infectie bijna zeker uitsluit). Het beeld is opvallend symmetrisch (figuur 3.18). De kinderen klagen over gevoeligheid van de huid en – bij wat diepere kloofjes – over pijn bij het lopen. In een enkel geval kunnen ook de vingertoppen in het proces meedoen.

Soms moeten andere aandoeningen zoals reactieve artritis (voorheen het syndroom van Reiter, geeft op psoriasis gelijkende beelden, *Voeten en huid*, tweede editie, paragraaf

11.6.), pityriasis rubra pilaris (*Voeten en huid*, tweede editie, paragraaf 11.5), eczema hyper-keratoticum et rhagadiforme (vooral bij forse hyperkeratose en kloven, *Voeten en huid*, tweede editie, paragraaf 10.6) en keratolysis exfoliativa (een aandoening die gekenmerkt wordt door 'afbladderende' schilfering) uitgesloten worden.

■ Inflammatoire tinea pedis

Inflammatoire tinea pedis kan verward worden met acrovesiculeus eczeem, allergisch contacteczeem (in de acute fase) en psoriasis pustulosa.

Een *acrovesiculeus eczeem* (*Voeten en huid*, tweede editie, paragraaf 10.7) is een beschrijvende term voor een eczemateuze eruptie met blaasjes en blaren aan de handen en/of de voeten (◘ figuur 3.19). Een inflammatoire schimmelinfectie is daarvan een van de mogelijke oorzaken. Acrovesiculeus eczeem (door welke oorzaak dan ook) is meestal symmetrisch gelokaliseerd op de handen en voeten. Er zijn vele blaasjes of blaren (dan noemt men het pompholyx) en kenmerkend is dat de ondergrond niet erythemateus is. Een inflammatoire mycose is bijna altijd eenzijdig, heeft een duidelijk ontstoken rode ondergrond en is

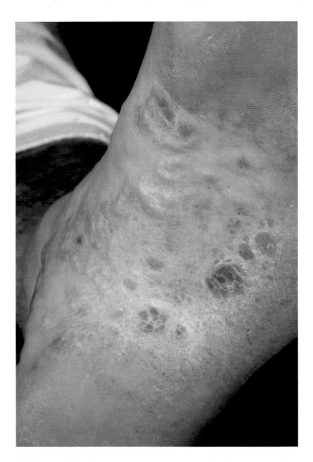

◘ **Figuur 3.19**   Acrovesiculeus eczeem met diepliggende vesikels en blaren. Deze aandoening is nogal eens midden onder de voet gelokaliseerd.

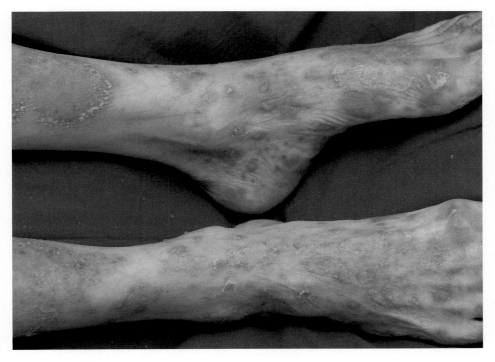

◘ **Figuur 3.20**   Psoriasis pustulosa aan voeten en onderbenen met talrijke pustels distaal aan de onderbenen en verspreid aan de voeten.

meestal beperkt wat omvang betreft (groepje van blaasjes, solitaire blaar of enkele blaren bij elkaar).

Een *allergisch contacteczeem* met blaasjes of blaren heet een acuut allergisch contacteczeem (*Voeten en huid*, tweede editie, paragraaf 10.3). Het kan een reactie op bestanddelen in schoenen zijn. De afwijking is doorgaans gelokaliseerd op de voetruggen en veel minder onder de voetzolen, komt symmetrisch aan beide voeten voor en jeukt heftig (◘ figuur 3.17). Soms is de vorm van de schoenen te herkennen in het patroon van de huiduitslag.

Psoriasis pustulosa (*Voeten en huid*, tweede editie, paragraaf 11.2) van de voetzolen (en de handpalmen) komt relatief weinig voor. Het wordt gekenmerkt door psoriasisplekken waarin vele kleine pusteltjes ontstaan. Dagelijks komen er nieuwe bij terwijl de oude opdrogen. Incidenteel worden pustels op normale huid van de handen en voeten gezien of ontstaan ze uit kleine heldere blaasjes. Doorgaans is dit beeld symmetrisch, in tegenstelling tot de inflammatoire mycose (◘ figuur 3.20).

De klinische diagnose tinea pedis wordt bevestigd met een positief KOH-preparaat en/of een dermatofyten-PCR en/of een schimmelkweek (▸ H. 6).

3.6   Behandeling

Tinea pedis interdigitalis wordt behandeld met lokale antischimmelmiddelen (lokale antimycotica, ► H. 7). Bij nattende laesies is indrogen nuttig met bijvoorbeeld miconazol zinkoxidekalkwater FNA of miconazol in zinkoxidesmeersel FNA. Miconazol-strooipoeder droogt ook in, maar gaat bij erg nattende laesies klonteren.

Om huid-huidcontact tussen de tenen, wat leidt tot vochtige huid en maceratie, te voorkomen, kunnen watjes, stukjes scheurlinnen of Engels pluksel tussen de tenen worden aangebracht. Bij een positieve kweek op *Pseudomonas aeruginosa* (en/of geelgroene fluorescentie onder de woodlamp) kan behandeld worden met indrogende medicamenteuze therapie zoals kompressen met 1% azijnzuuroplossing, kaliumpermanganaatoplossing 0,01% of povidonjodiumoplossing. Zilversulfadiazine-crème kan ook effectief zijn. Bij tekenen van cellulitis (de huid rondom wordt rood, gevoelig en zwelt op) wordt oraal behandeld met een antibioticum op geleide van de bacteriekweek en resistentiepatroon. Men moet zich realiseren dat genezing van tinea pedis interdigitalis vaak heel moeizaam verloopt en een langdurig proces kan zijn. Soms lukt het echter niet om de schimmels geheel weg te krijgen. Ook komen recidieven zeer vaak voor.

De schimmelinfectie met roodheid en schilfering (tinea plantaris) kan bij beperkte uitbreiding eerst met een van de lokale imidazolen behandeld worden, of met ciclopirox- of terbinafine-crème (► H. 7). Bij therapieresistentie hiervan, bij frequente recidieven en bij uitgebreide infecties, zeker bij tinea pedum van het 'mocassin-type', wordt de combinatie van lokale en orale therapie (terbinafine, ► H. 8) voorgeschreven. Bij flinke hyperkeratose kan eerst behandeld worden met ureum- of salicylzuurbevattende preparaten.

Inflammatoire mycosen van beperkte omvang kunnen eerst alleen lokaal behandeld worden, bijvoorbeeld met miconazol/hydrocortison-crème, waarbij de hydrocortison de ontsteking onderdrukt. Bij bulleuze mycosen en zeker in het geval van een mykide komt de combinatie van een lokaal en oraal antimycoticum in aanmerking. Om heftige ontstekingsreacties te onderdrukken wordt soms een korte prednisonkuur voorgeschreven.

Als de patiënt met tinea pedis ook een schimmelinfectie van één of meer nagels heeft (onychomycose, ► H. 4), dan wordt hij of zij langdurig behandeld met orale antimycotica (► H. 4 en ► H. 8). Bij alle vormen van schimmelinfectie aan de voeten is het nuttig om nog een tijdlang na genezing miconazol-strooipoeder in de schoenen en sokken aan te brengen, om te voorkomen dat schimmelsporen die daarin aanwezig zijn, gaan ontkiemen en nieuwe infecties veroorzaken.

Aanvullende gegevens over de behandeling van tinea pedis kunnen worden gevonden in ► H. 7 (lokale therapie) en ► H. 8 (orale therapie).

3.7   Preventie

Preventie van schimmelinfecties aan de voeten wordt beschreven in ► H. 10. Het is aan te bevelen om gezinsleden te controleren op het bestaan van schimmelinfecties aan de voeten en gediagnosticeerde tinea pedis en onychomycose te behandelen.

3.8 Candida-infecties aan de huid van de voeten

Candida-infecties aan de huid van de voeten zijn nagenoeg altijd secundair, dat wil zeggen dat een bestaande huidafwijking secundair wordt besmet met *Candida albicans*, *Candida parapsilosis* of een andere *Candida*-species.

3.8.1 Erosio interdigitalis

Erosio interdigitalis (blastomycetica) is een *Candida* intertrigo (een ontsteking in een plooi) tussen de vingers of – zelden – de tenen (◻ figuur 3.21). Het begint met roodheid en (rand)schilfering, daarna macereert de huid (witte verkleuring) en ontstaat een fissuur in het diepste punt van de plooi. Dit wordt vooral gezien aan de handen bij mensen die beroepshalve veel contact met water en zeep hebben. Een *Candida*-besmetting tussen de tenen is meestal secundair aan een al bestaande afwijking zoals tinea pedis interdigitalis, erythrasma of gramnegatieven intertrigo.

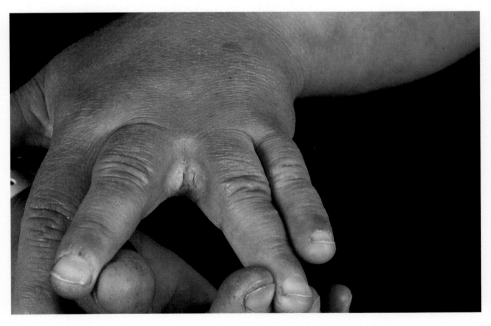

◻ **Figuur 3.21** Erosio interdigitalis (blastomycetica) door een infectie met *Candida*. Komt vooral voor bij mensen in 'natte beroepen' zoals schoonmaaksters.

3.8.2 Paronychium

Paronychium (omloop) is een ontsteking van de proximale en/of laterale nagelwal of -wallen, die veel vaker aan de vingers dan aan de tenen voorkomt. Er zijn acute en chronische vormen van paronychia. Een acuut paronychium is een bacteriële infectie, meestal veroorzaakt door *Staphylococcus aureus* of *Streptococcus pyogenes*, in aansluiting aan kleine traumata aan de nagelwal zoals nagelbijten, peuteren, een (al te enthousiaste) manicure, een andere mechanische beschadiging of kloofjes door bijvoorbeeld eczeem of psoriasis. De nagelwal zwelt op, wordt rood ontstoken en is pijnlijk, de patiënt geeft aan dat hij het voelt kloppen. Soms is er een pustel of abces te zien en in een aantal gevallen komt er bij druk pus onder de nagelwal tevoorschijn. Bij *chronische* paronychia zijn de nagelwallen ook rood en gezwollen, maar minder pijnlijk. Chronische paronychia aan de vingers zijn primair steriele ontstekingen veroorzaakt door contact met water, zeep, af-wasmiddelen, schoonmaakmiddelen, vleessappen en dergelijke. Later kan secundaire in-fectie optreden met *Candida albicans* of de bacterie *Pseudomonas aeruginosa*. Chronische paronychia door *primaire* infecties met *Candida* worden vooral gezien bij aangeboren of verworven immuunstoornissen zoals bij mucocutane candidiasis of hiv-infectie en zijn zeldzaam (◘ figuur 3.22). Bij een chronisch bestaande nagelwalinfectie kan ook de nagel door *Candida albicans* worden aangedaan (onychomycose) (◘ figuur 3.23).

Aan de voeten kunnen paronychia het gevolg zijn van onder meer mechanische be-schadiging (druk), huidaandoeningen (eczeem, psoriasis, reactieve artritis – voorheen:

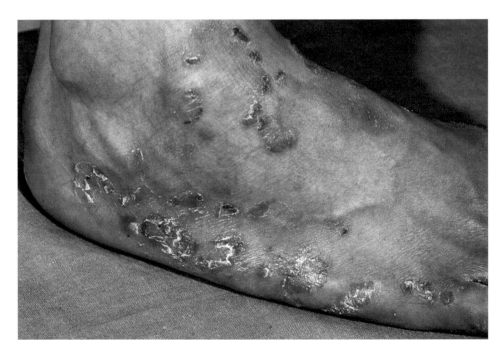

◘ **Figuur 3.22**   Bij de zeldzame mucocutane candidiasis kan ook aan de huid van de voeten een *Candida*-infectie voorkomen.

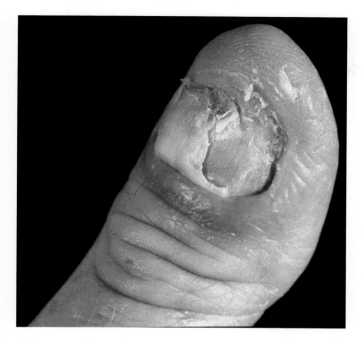

■ **Figuur 3.23** Chronische nagelwalontsteking met secundaire nagelaantasting door een *Candida*-species.

ziekte van Reiter), slechte bloedvoorziening (ischemie), bepaalde geneesmiddelen (reti-noïden, cytostatica, antiretrovirale middelen – virusremmers –, ciclosporine) en vooral ingroeiende teennagels. Bij paronychia door de twee laatstgenoemde oorzaken kan ook granulatieweefsel ontstaan.

Geraadpleegde literatuur

1. Ilkit M, Durdu M. Tinea pedis: The etiology and global epidemiology of a common fungal Infection. Crit Rev Microbiol 2015;41:374–388
2. Ilkit M, Durdu M, Karakaş M. Cutaneous id reactions: a comprehensive review of clinical manifestations, epidemiology, etiology, and management. Crit Rev Microbiol 2012;38:191–202
3. Nenoff P, Krüger C, Ginter-Hanselmayer G, Tietz H-J. Mycology – an update. Part 1: Dermatomycoses: Causative agents, epidemiology and pathogenesis. J Dtsch Dermatol Ges 2014;12: 188–209
4. Nenoff P, Krüger C, Schaller J, Ginter-Hanselmayer G, Schulte-Beerbühl R, Tietz HJ. Mycology – an update part 2: dermatomycoses: clinical picture and diagnostics. J Dtsch Dermatol Ges 2014;12:749–777
5. Nenoff P, Krüger C, Paasch U, Ginter-Hanselmayer G. Mycology - an update Part 3: Dermatomycoses: topical and systemic therapy. J Dtsch Dermatol Ges 2015;13:387–410
6. Bell-Syer SE, Khan SM, Torgerson DJ. Oral treatments for fungal infections of the skin of the foot. Cochrane Database Syst Rev 2012;10:CD003584
7. Habif TP. Clinical dermatology, 5e editie. Elsevier, 2010:491–540

8. Burns T, Breathnach S, Cox N, Griffiths C, redactie. Rook's textbook of dermatology, achtste druk. Oxford, United Kingdom: Blackwell Publishing, 2010:36.5–36.69

9. Bolognia JL, Jorizzo JL, Rapini RP, redactie. Dermatology, 2^e editie. Elsevier, 2008:1135–1149

10. Baran R, Dawber RPR, de Berker DAR, Haneke E, Tosti A, redactie. Baran and Dawber's diseases of the nails and their management. Oxford, Verenigd Koninkrijk: Blackwell Science, 2001:129–159

Schimmelinfecties aan de nagels van de voeten

4.1   Inleiding

Een schimmelinfectie aan de nagelplaat van de tenen kan worden aangeduid met de termen onychomycose of tinea unguium (enkelvoud: tinea unguis). De naam tinea unguium wordt gebruikt wanneer de verwekker een dermatofyt is. Onychomycose is een breder begrip en wordt gebruikt voor alle schimmelinfecties veroorzaakt door dermatofyten, gisten of non-dermatofyten. Een onychomycose wordt meestal veroorzaakt door dermatofyten, vooral *Trichophyton rubrum* (▸ par. 1.2.1). Onychomycosen zijn verantwoordelijk voor bijna de helft van alle nagelafwijkingen en meer dan 1/3 van alle dermatofytosen. Ze komen voor bij mogelijk >10% van de algemene bevolking (▸ par. 2.1) en de prevalentie neemt toe met de leeftijd.

Men spreekt van primaire onychomycose wanneer de schimmelinfectie begint op voorheen normale (gezonde) nagels. Een secundaire onychomycose is een schimmelinfectie in nagels die al door ziekte waren aangetast, zoals door psoriasis, lichen planus of dystrofie door andere oorzaken.

4.2   Klinisch beeld van schimmelinfecties aan de nagels van de voeten

Bij 25-35% van de patiënten met onychomycose is er ook een schimmelinfectie aan de huid van de voeten aanwezig (tinea pedis, ▸ H. 3) en men neemt aan dat nagelinfecties meestal vanuit een tinea pedis ontstaan. Invasie van de nagelplaat kan beginnen aan de zijkanten (bij de laterale nagelwal), aan het vrije uiteinde of – uitzonderlijk – aan de proximale nagelwal. De schimmelgroei leidt tot een uitgebreid netwerk van kanalen en kleine holtes in de nagelplaat, die daardoor ondoorzichtig wordt en die geel, wit, bruin of zelfs bijna zwart verkleurt. Op termijn verkruimelt de nagel en wordt hij vernietigd. Vaak is er subunguale hyperkeratose; onduidelijk is hoe die ontstaat. De grote tenen zijn het meest frequent aangedaan.

Er zijn diverse klinische verschijningsvormen van onychomycose: distale en laterale subunguale onychomycose, oppervlakkige witte onychomycose, proximale subunguale onychomycose, endonyx onychomycose, gemengd type onychomycose en totale dystrofische onychomycose. Zelden wordt een nagelafwijking aan de voeten veroorzaakt door een *Candida*-species, die dan meestal afkomstig is uit een chronisch paronychium (nagelwalontsteking).

- ◼ Distale en laterale subunguale onychomycose

De distale en laterale subunguale onychomycose   is de meest voorkomende klinische vorm van schimmelinfectie aan de nagels. De infectie begint in één teen (meestal de grote teen), van waaruit later andere nagels (soms alle tien) geïnfecteerd worden. De schimmel kan de onderzijde van de nagelplaat binnendringen vanuit het hyponychium (de huid onder de vrije nagelrand), de laterale nagelwal of het nagelbed (bij onycholyse) en verspreidt zich van daaruit door de nagelplaat als gele of witte plekken of lijnen naar proximaal; later kunnen oranjebruine, bruine en zwarte verkleuringen optreden (◼ figuur 4.1 en ◼ figuur 4.2). De nagelplaat wordt dikker en kan scheuren door subunguale hyper-

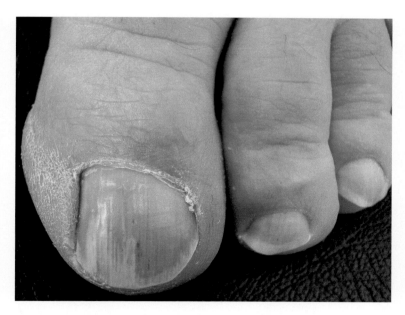

■ **Figuur 4.1** Milde distale en laterale onychomycose van de grote teen.

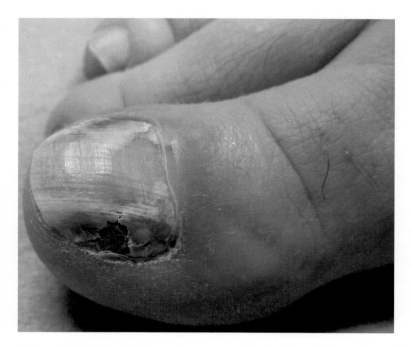

■ **Figuur 4.2** Distale en laterale onychomycose met uitgebreide aantasting van de nagelplaat.

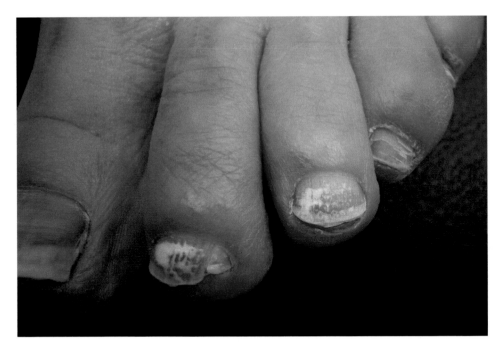

■ **Figuur 4.3**   Oppervlakkige witte onychomycose aan verscheidene nagels.

keratose, wat ook aanleiding geeft tot oncholyse. In een latere fase kan de gehele nagel-plaat worden vernietigd: totale dystrofische onychomycose. Daar staat tegenover dat de symptomen ook heel mild kunnen zijn, bijvoorbeeld lichte verkleuring of een rafelige rand. Patiënten met distale en laterale subunguale onychomycose hebben vaak ook tinea plantaris veroorzaakt door *Trichophyton rubrum*, van waaruit deze schimmels de nagel binnendringen.

■   Oppervlakkige witte onychomycose

Bij de minder vaak voorkomende oppervlakkige witte onychomycose (synoniem: leu-conychia trichophytica) is het oppervlak van de nagelplaat de plaats waar de schimmel binnendringt. Deze vorm wordt gekenmerkt door scherp omschreven witte plekken in het bovenste (meest oppervlakkige) deel van de nagelplaat, meestal op enige afstand van de vrije rand (■ figuur 4.3 en ■ figuur 4.4). Het begint met kleine plekjes die geleidelijk samenvloeien en op termijn de hele nagel kunnen beslaan. Ook zijn er soms witte lijn-vormige banden. Het krijtwitte oppervlak wordt ruwer en kruimelig. Er kan gemakkelijk poederachtig materiaal van worden afgeschraapt. Oudere laesies krijgen een gelige kleur. Met behulp van de dermatoscoop kunnen witte vlokken gezien worden, dat zijn indivi-duele schimmelkolonies (► H. 6).

In meer dan 90% van de gevallen wordt de oppervlakkige witte onychomycose ver-oorzaakt door *Trichophyton interdigitale* (de nieuwe speciesnaam voor *Trichophyton mentagrophytes* var. *interdigitale* (► H. 1, ■ tabel 1.2). De oppervlakkige witte onycho-

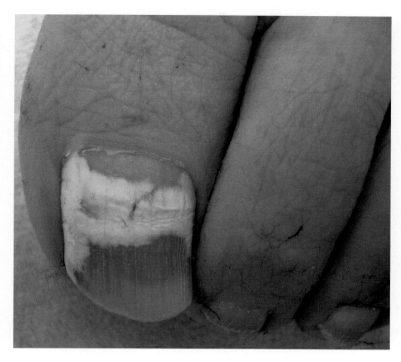

◘ Figuur 4.4   Oppervlakkige witte onychomycose, die echter al wat dieper in de nagel is gegroeid.

mycose kan ook in combinatie voorkomen met een diepe invasie van de nagelplaat vanuit de vrije nagelrand (distale subunguale onychomycose).

■ Proximale subunguale onychomycose

De proximale subunguale onychomycose is vrij zeldzaam. De primaire plaats van infectie van de nagel is vanuit het stratum corneum van de proximale nagelwal. Wanneer de schimmel de nagelmatrix bereikt, vindt invasie plaats van de onderzijde van de nagelplaat. Van onder de proximale nagelwal vandaan verschijnt een witte vlek, die zich geleidelijk naar distaal uitbreidt (◘ figuur 4.5). Verdikking van de nagelplaat treedt nauwelijks op. Wel kan deze door ophoping van hyperkeratotisch debris, gelokaliseerd onder de nagel, splijten. Een zeer snelle uitbreiding van de nagelaantasting van dit type wordt gezien bij patiënten met hiv/aids. De proximale subunguale onychomycose wordt meestal veroorzaakt door *Trichophyton rubrum* (► H. 1, ◘ tabel 1.2). Een soortgelijk beeld kan ook gezien worden bij een recidief van een eerder onvolledig behandelde schimmelinfectie.

■ Endonyx onychomycose

De endonyx onychomycose, die doorgaans aan één *vinger*nagel is gelokaliseerd, komt in Nederland niet veel voor, en vooral bij patiënten met een tinea capitis (schimmelinfectie op het hoofd). De nagelplaat laat putjes zien en kleine nagellamellen die het gevolg zijn

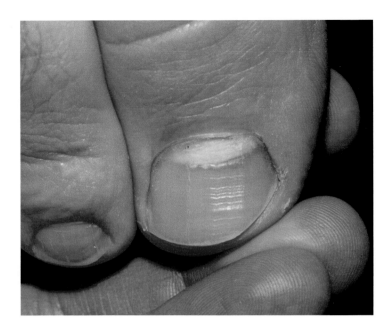

Figuur 4.5 Proximale subunguale onychomycose is betrekkelijk zeldzaam en komt vooral voor bij patiënten met een hiv-infectie.

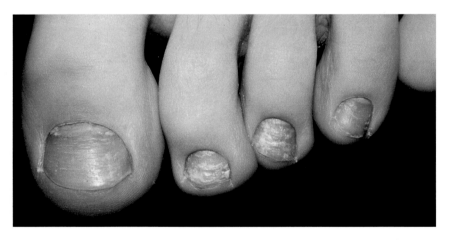

Figuur 4.6 Endonyx onychomycose aan de teennagel. Deze schimmelinfectie komt overigens bijna uitsluitend aan de vingernagels voor. De verwekker bij deze patiënt was *Trichophyton tonsurans*.

van nagelsplijting aan de distale nagelrand (figuur 4.6). Ook is de nagel daar brokkelig. De nagelplaat is weinig verdikt, hyperkeratose is nagenoeg afwezig en vertroebeling van de nagelplaat is ongewoon. De invasie begint aan de bovenzijde van de nagel, maar de schimmel penetreert diep in de nagelplaat. De endonyx onychomycose wordt meestal veroorzaakt door *Trichophyton soudanense*, soms door *Trichophyton violaceum* of *Trichophyton tonsurans* (▶ H. 1, tabel 1.2).

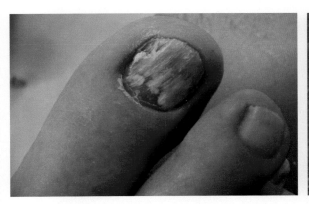

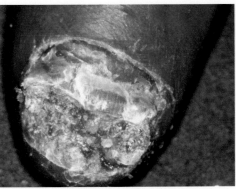

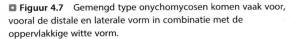

◘ Figuur 4.7   Gemengd type onychomycosen komen vaak voor, vooral de distale en laterale vorm in combinatie met de oppervlakkige witte vorm.

◘ Figuur 4.8   Alle typen onychomycosen kunnen uitlopen op een totale dystrofie van de nagel.

■   Gemengd type onychomycose

Bij het gemengd type onychomycose is sprake van een combinatie van twee van de bovenbeschreven typen, meestal de distale en laterale subunguale onychomycose en de oppervlakkige witte onychomycose (◘ figuur 4.7).

■   Totale dystrofische onychomycose

Bij de totale dystrofische onychomycose zijn de teennagels (soms alle 10) geheel dystrofisch veranderd door de schimmelinfectie. De nagels verkruimelen en verdwijnen met achterlaten van een abnormaal en verdikt nagelbed, waar meestal nog fragmenten van nagelplaat aan vastzitten (◘ figuur 4.8). Deze vorm kan ontstaan uit langjarig bestaande en zich uitbreidende vormen van onychomycose, zoals hiervoor beschreven, vooral uit de distale en laterale subunguale onychomycose. Als primaire afwijking kan totale dystrofische onychomycose gezien worden bij patiënten met ernstige immunosuppressie (aids) en patiënten met chronische mucocutane candidiasis, vaak aan alle vingers en tenen.

■   Candida-infecties van de nagels

Infecties van de nagels met *Candida albicans* komen niet veel voor en zijn meestal gelokaliseerd aan één *vinger*nagel. De bron is doorgaans een met *Candida* geïnfecteerd chronisch paronychium. De nagelinvasie begint aan de zijkant en wordt gekenmerkt door een geelwitte en later soms zwartgroene verkleuring van de nagelplaat, die zich geleidelijk uitbreidt (◘ figuur 4.9). Na verloop van tijd kan onycholyse optreden. Uitgebreide nagelinfecties met *Candida albicans* worden alleen gezien bij de zeer zeldzame chronische mucocutane candidiasis (◘ figuur 4.10).

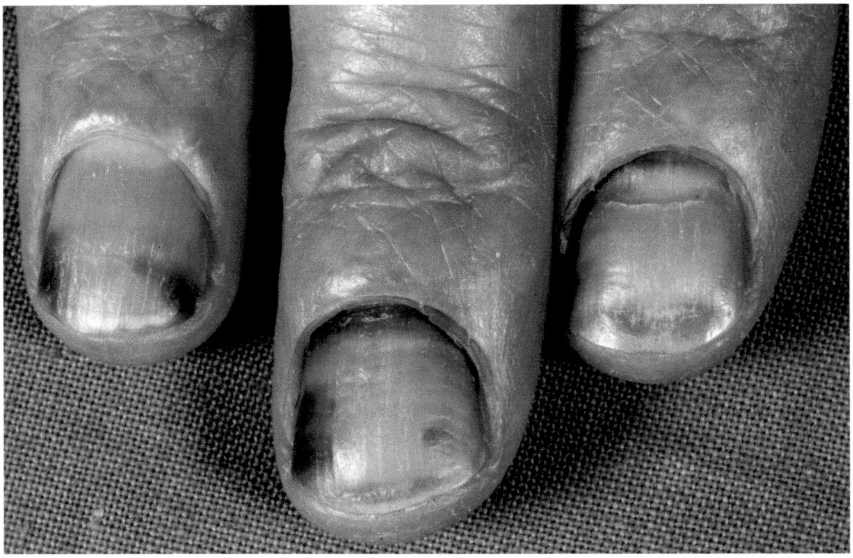

Figuur 4.9 Candida-infectie aan verscheidene vingernagels met zwartgroene verkleuring van de nagelplaat.

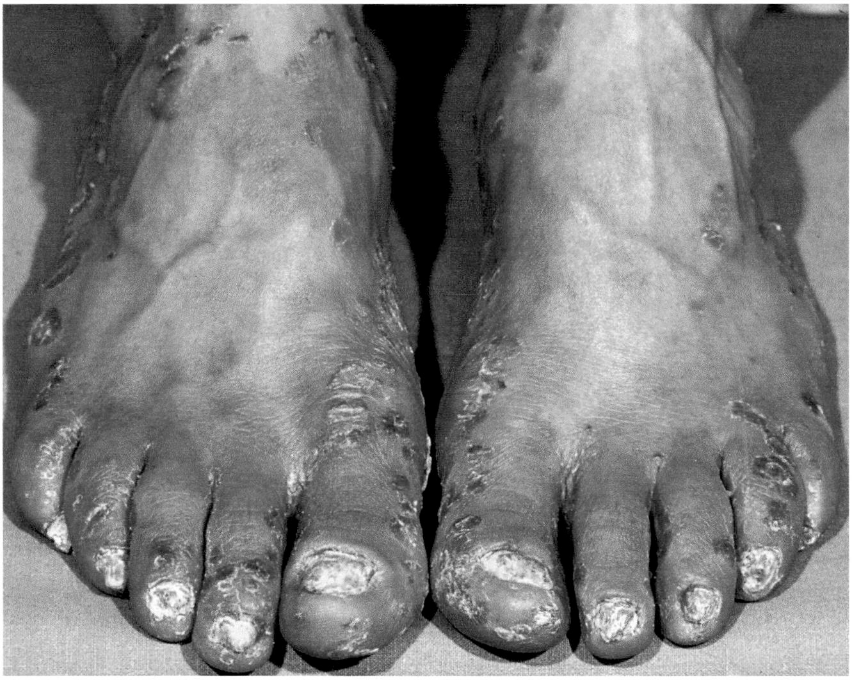

Figuur 4.10 Uitgebreide aantasting van de teennagels en huid bij de zeldzame mucocutane candidiasis.

■ **Asymptomatische (occulte) infecties**

Soms worden schimmeldraden aangetroffen in nagels die klinisch geheel normaal zijn. Dan is er sprake van een occulte of subklinische infectie. Ook bij patiënten met onycholyse zonder andere nagelafwijkingen worden soms schimmels gevonden. De nagels kunnen dus als reservoir voor dermatofyten dienen. De frequentie hiervan varieert in verschillende studies sterk, maar zeldzaam lijkt het zeker niet te zijn en volgens sommigen komen subklinische besmettingen heel vaak voor.

4.3 Oorzaak en ontstaanswijze

In het merendeel van de gevallen wordt onychomycose veroorzaakt door dermatofyten, vooral *Trichophyton rubrum* en minder vaak *Trichophyton interdigitale*. Ook gisten zoals *Candida*-soorten en non-dermatofyten zoals *Scopulariopsis brevicaulis*, *Scytalidium dimidiatum*, *Fusarium*-species of *Aspergillus*-species, kunnen aan onychomycose ten grondslag liggen (■ figuur 4.11 en ■ figuur 4.12). Non-dermatofyten zijn in Nederland zeldzaam, maar 30% van de *vinger*onychomycosen wordt veroorzaakt door een *Candida*-species zoals *Candida albicans* of *Candida parapsilosis*. Vaak ontstaat deze vorm door secundaire invasie met *Candida* vanuit een chronisch paronychium of voorheen al bestaande onycholyse en vaker bij mensen met verminderde weerstand.

De dermatofyten onychomycose ontstaat vaak secundair aan een schimmelinfectie van de huid (tinea pedis). Beschadigde nagels (mechanisch, psoriasis, lichen planus, slechte perifere circulatie) en langzaam groeiende nagels (slechte bloedcirculatie, patiënten met diabetes mellitus) zijn extra gevoelig. Een endonyx onychomycose van de vingernagels is meestal afkomstig van een endothrixtype (dat wil zeggen dat de schimmel zich *in* de haarschacht bevindt) schimmelinfectie van het behaarde hoofd bij de patiënt.

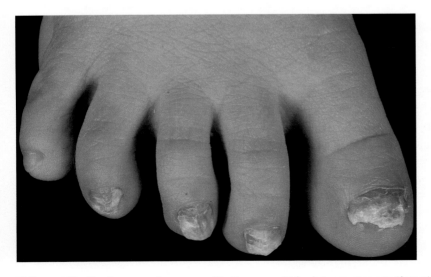

■ **Figuur 4.11** Onychomycose door een combinatie van een *Trichophyton*-soort en een *Alternaria*-soort.

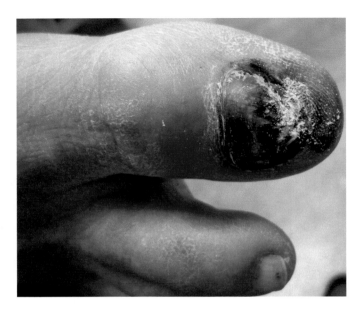

◨ Figuur 4.12   Zwarte onychomycose door een *Exophialia*-soort (een non-dermatofyt). Hier werd in eerste instantie aan een subunguaal melanoom gedacht.

Predisponerende factoren (risicofactoren) voor het ontstaan van schimmelinfecties aan de nagels van de voeten en de ontstaanswijze (pathogenese) daarvan worden besproken in ▶ H. 2.

4.4   Voorkomen

Het voorkomen (de epidemiologie) van schimmelinfecties aan de nagels van de voeten wordt besproken in ▶ par. 2.1.

4.5   Differentiële diagnostiek

Differentiële diagnostiek houdt in dat men probeert om uit een aantal verschillende ziektebeelden die op elkaar kunnen lijken, de werkelijke ziekte te identificeren, door de betekenis van ziekteverschijnselen tegen elkaar af te wegen en door zo nodig aanvullend onderzoek, waaronder laboratoriumonderzoek, te verrichten.

Geel verkleurde, verdikte, brokkelige nagels, die in de volksmond 'kalknagels' worden genoemd, zijn slechts in minder dan de helft van de gevallen het gevolg van een schimmel-infectie. De aanwezigheid van een mycose aan de huid van de voeten maakt de diagnose onychomycose waarschijnlijker. Onychodystrofie kan vele andere oorzaken hebben, waarvan psoriasis een belangrijke is.

4.5.1 Onderscheid tussen psoriasisnagels en schimmelnagels

Onychomycose en nagelpsoriasis hebben diverse kenmerken gemeenschappelijk, zoals onycholyse, subunguale hyperkeratose en gele verkleuring van de nagelplaat. Het onderscheid kan niet zelden alleen gemaakt worden met behulp van laboratoriumonderzoek (▶ H. 6). De belangrijkste overeenkomsten en verschillen tussen onychomycose en nagelpsoriasis zijn opgesomd in ◘ tabel 4.1.

◘ **Tabel 4.1** Klinische kenmerken van onychomycose en nagelpsoriasis: overeenkomsten en verschillen.

kenmerk	psoriasis	onychomycose
frequentie	1-2% van de bevolking	toenemend met leeftijd: 0,2% bij kinderen, >30% boven de 75 jaar
beloop	chronisch, met remissies	chronisch progressief en exacerbaties
symptomen	geen symptomen of pijn	geen symptomen of pijn
trauma aan nagel	kan nagelpsoriasis veroorzaken of verergeren	grotere kans op onychomycose
putjes	zeer vaak (◘ figuur 4.13)	zelden
onycholyse	vaak	vaak
verkleuring	geen tot geel	geel tot bruin of zwart
olievlekfenomeen	vaak	niet
subunguale hyperkeratose	vaak	vaak
verdikking van de nagelplaat	zelden	vaker
nagelsplijting	zelden	vaak
dystrofie van de gehele nagel	regelmatig, vooral bij artritis psoriatica	vaak (totale dystrofische onychomycose)
splinterbloedingen	heel vaak	incidenteel
leukonychie	vaak, leuconychia transversa[a]	oppervlakkige witte onychomycose
rode vlekjes in de lunula	soms (◘ figuur 4.14)	nooit
paronychia	zelden	zelden bij onychomycose door dermatofyten, vaak bij gistinfecties
transversale richels	zelden	zelden
erfelijke aanleg/gevoeligheid	ja, vooral op jonge leeftijd	ja, erfelijke gevoeligheid voor chronische infectie met *Trichophyton rubrum*
huidafwijkingen elders	psoriasis op knieën, ellebogen, onderbenen	dermatomycose op voeten, handen, hoofd, onderop de rug, in liezen

[a] leuconychia transversa van de vingernagels komt bij patiënten met psoriasis niet vaker voor dan bij mensen die geen psoriasis hebben

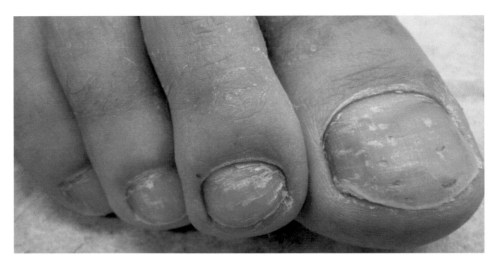

◨ **Figuur 4.13**   Putjes in de nagels zijn kenmerkend voor psoriasis en komen zelden of nooit voor bij een schimmelinfectie.

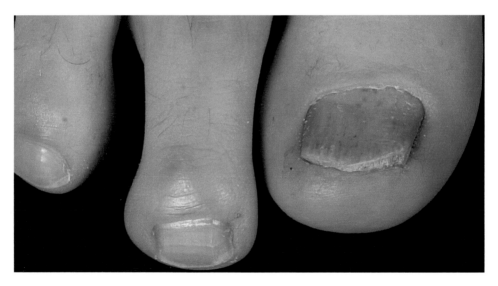

◨ **Figuur 4.14**   Rode vlekjes in de lunula (grote teen) komen bij 1-2% van de patiënten met psoriasis voor, maar niet bij een mycose.

Onycholyse komt zowel bij schimmelinfecties als bij psoriasis vaak voor. Bij psoriasis is er tussen het normale nagelbed en het loszittende deel van de nagel vaak een bruinrode band te zien (◨ figuur 4.15). Dit is de actieve psoriasislaesie. Deze verkleuring ontbreekt bij onychomycose (◨ figuur 4.16). Bewijzend voor psoriasis is het zogeheten olievlekfenomeen, een geel-rozige of rozig-rode ('zalmkleurige') vlek in het nagelbed onder een nor-

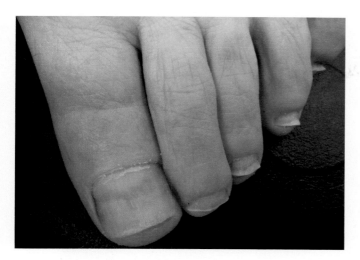

▣ Figuur 4.15 Distale onycholyse kan zowel bij onychomycose alsook bij psoriasis voorkomen. De rode rand op de grens van de loslating is echter kenmerkend voor psoriasis (olievlekfenomeen).

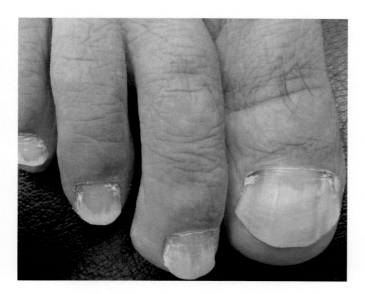

▣ Figuur 4.16 Onycholyse door een mycose, zonder rode rand.

maal doorschijnende nagel. Overigens komt het olievlekfenomeen veel vaker aan de vingernagels dan aan de teennagels voor (▣ figuur 4.17).

Van alle huidaandoeningen veroorzaakt psoriasis het meest frequent nagelafwijkingen, terwijl onychomycose verreweg de meest voorkomende nagelaandoening is. Het is dus te begrijpen dat er nogal wat patiënten zijn met zowel psoriasis van de nagel alsook

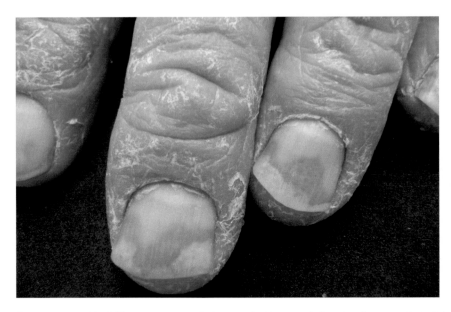

■ **Figuur 4.17**   Olievlekfenomeen en onycholyse aan de vingernagels: bewijzend voor psoriasis. Ook psoriasis van de huid.

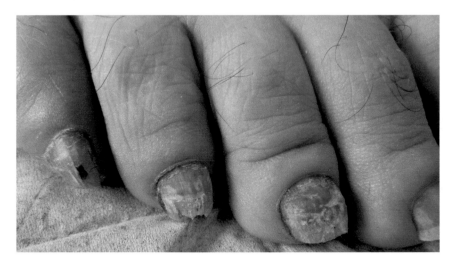

■ **Figuur 4.18**   Psoriasisnagels waarin ook een schimmel aanwezig is: zeker geen zeldzame combinatie.

een onychomycose. Daar komt bij dat psoriasisnagels, vooral de teennagels, gevoeliger zijn voor secundaire infectie met schimmels (■ figuur 4.18). Er kunnen dus bij individuele patiënten schimmelnagels aanwezig zijn, psoriasisnagels, nagels met duale (dubbele) pathologie (variërend van 5-56% bij patiënten met psoriasis in diverse studies) en normale nagels.

4.5.2 Andere oorzaken van onychodystrofie

Onychodystrofie kan vele andere oorzaken hebben, bijvoorbeeld huidaandoeningen zoals eczeem, reactieve artritis (■ figuur 4.19) of lichen planus (■ figuur 4.20), verminderde bloedtoevoer (ouderen, patiënten met suikerziekte) of beschadiging door slecht passende schoenen, afwijkende voetstand of intensief sporten. Men moet altijd rekening houden

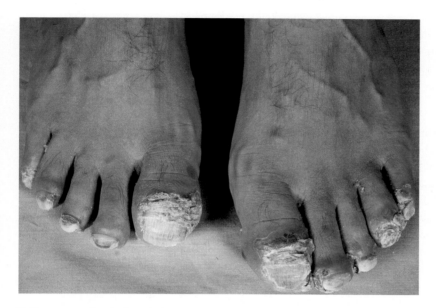

■ **Figuur 4.19** Onychodystrofie bij reactieve artritis kan lijken op een schimmelinfectie.

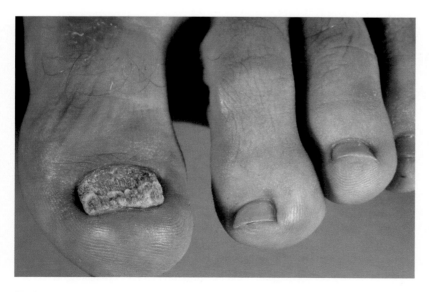

■ **Figuur 4.20** Onychodystrofie op basis van lichen planus.

met dubbele pathologie: in dystrofische nagels (door enige oorzaak) ontstaat een schimmelinfectie met dermatofyten (secundaire onychomycose).

4.5.3 Karakteristieke onychomycosen

De oppervlakkige witte onychomycose is doorgaans eenvoudig te herkennen aan het witte poederachtige materiaal dat gemakkelijk van de nagel is af te schrapen. Gele of witte lijnen die vanaf de vrije rand naar proximaal groeien kunnen als het klinisch beeld van onychomycose geduid worden Ook de proximale subunguale onychomycose heeft een vrij karakteristiek beeld en wordt hoofdzakelijk gezien bij de patiëntenpopulatie met hiv/aids.

4.5.4 Laboratoriumonderzoek

Bij minder klassieke beelden moet de diagnose bevestigd worden door het aantonen van schimmeldraden in de nagel. Helaas zijn schimmels in een KOH-preparaat van nagels zeer moeilijk te vinden (▶ H. 6). Een dermatofyten-PCR kan de aanwezigheid van dermatofyten aantonen, maar geeft geen informatie over eventuele co-infectie met gisten of non-dermatofyten. Kweken is daarom belangrijk, omdat de behandeling kan afhangen van de veroorzaker. Helaas resulteert kweken regelmatig in een fout-negatieve uitslag, dat wil zeggen dar er wel sprake is van onychomycose, maar dat de kweek negatief is. De meeste dermatologen laten dan ook – bij een negatieve uitslag – een tweede of zelfs een derde kweek inzetten bij sterke verdenking op onychomycose. Ten slotte kan histologisch onderzoek van nagelmateriaal gekleurd met de PAS (Periodic Acid-Schiff)-kleuring op hyfen (schimmeldraden) een schimmelinfectie van nagels aantonen.

4.6 Behandeling

Orale therapeutica voor schimmelinfecties van de huid en de nagels worden besproken in ▶ H. 8. Bij onychomycose dient altijd oraal behandeld te worden. Lokale therapie alleen is weinig effectief, omdat onvoldoende van het antimycoticum vanuit lokale therapeutica in de nagelplaat kan penetreren. Mogelijke uitzonderingen zijn oppervlakkige witte onychomycose en beperkte distale onychomycose. Bij monotherapie gedurende zes tot twaalf maanden met ciclopirox olamine 8%-nagellak (Mycosten®) en 5% amorolfine-nagellak (Loceryl®) werd klinische genezing bereikt bij 25% (ciclopirox) tot 38-54% (amorolfine) van de patiënten met aantasting van één of enkele nagels. Zijn meerdere nagels aangedaan, dan daalt het succespercentage sterk. Bij kinderen is de kans op succes groter, doordat zij dunnere en sneller groeiende nagels hebben. Geen van beide middelen is geregistreerd in Nederland, maar ze zijn wel online te bestellen.

Orale therapie, die zowel bij volwassenen als bij kinderen kan worden toegepast, bestaat uit terbinafine of itraconazol, afhankelijk van de verwekker(s) van de infectie. Wanneer alleen dermatofyten geweekt worden, is terbinafine de beste keus. Is er een menginfectie met gisten, dan heeft itraconazol de voorkeur. De combinatie van tabletten/capsules met lokale therapie (antimycotische nagellak) kan het genezingspercentage verhogen. Wanneer de kuur met terbinafine of itraconazol beëindigd is, zijn de nagels meestal nog niet normaal. Dat komt omdat uitgroei van een gehele teennagel wel één tot anderhalf jaar kan duren. Gedurende de behandelperiode wordt het geneesmiddel via de nagelmatrix ingebouwd in de nieuwgevormde nagel, die normaal moet zijn (maar die pas na 1-2 maanden onder de proximale nagelwal vandaan komt). Het geïnfecteerde deel distaal daarvan zal voor een deel kunnen herstellen door het geneesmiddel dat via de bloedvaten in het nagelbed wordt aangevoerd, maar dystrofische nagelveranderingen blijven ook na het doden van de schimmel bestaan totdat de nagel geheel is uitgegroeid. Overigens blijft er nog minimaal drie maanden na het staken van de behandeling een therapeutische concentratie van het antimycoticum in de nagel aanwezig, zodat het middel in die periode werkzaam blijft. Uiteraard moet een eventueel aanwezige schimmelinfectie van de huid ook lokaal behandeld worden.

Aanvullende gegevens over de behandeling van onychomycose kunnen worden gevonden in ▸ H. 7 (lokale therapie), ▸ H. 8 (orale therapie) en ▸ H. 9 (niet-medicamenteuze behandelingen).

4.6.1 Hoe effectief zijn terbinafine en itraconazol?

De effectiviteit (het genezingspercentage) van behandeling met terbinafine en itraconazol ligt – afhankelijk van de behandelde patiëntenpopulatie – tussen de 60 en 80%, waarbij terbinafine effectiever is (76-78%) dan itraconazol-pulstherapie (63-75%). De beste resultaten worden behaald bij jonge gezonde patiënten met een goede bloedvoorziening naar het nagelapparaat en – derhalve – een snelle nagelgroei en hoge concentraties van het geneesmiddel in de nagel. Bij oudere patiënten, en zeker bij patiënten met slechte bloedvoorziening zoals bij suikerziekte en arteriosclerose, en bij mensen die al dystrofie door een andere oorzaak hebben, zijn de succespercentages veel lager. Bij deze patiënten kan niet voldoende van het therapeuticum in de nagel worden ingebouwd om de aanwezige schimmels te doden en invasie van schimmels in nieuwgevormde nagelplaat te voorkomen. Immunosuppressie maakt de kans op genezing kleiner. Ook is het succespercentage afhankelijk van de verwekker: vooral non-dermatofyten reageren slechter of helemaal niet op een behandeling. Morfologische indicatoren voor een slechtere prognose zijn: >50% van de nagelplaat aangetast, infecties aan de zijkanten van de nagel, subunguale hyperkeratose van meer dan 2 mm dik, witgele of oranjebruine strepen in de nagel en totale dystrofische onychomycose.

Bij een aanzienlijk deel van de patiënten (25-50%, bij itraconazol meer dan bij terbinafine), bij wie na een kuur de nagels genezen zijn, zal binnen vijf jaar een recidief zijn opgetreden. Er kan daarbij sprake zijn van een herinfectie (bijvoorbeeld vanuit de huid) of het activeren van schimmels die bij ogenschijnlijke genezing zijn achtergebleven (recidief).

4.6.2   Mogelijke oorzaken van mislukken van de behandeling

Wanneer de behandeling niet aanslaat, kunnen daarvoor verschillende verklaringen bestaan:

1. De diagnose onychomycose is niet correct. Dat kan het geval zijn wanneer er geen adequaat laboratoriumonderzoek heeft plaatsgevonden door middel van een KOH-preparaat, dermatofyten-PCR of kweek. Wij vinden dat alleen behandeld mag worden met een oraal antimycoticum wanneer de diagnose vaststaat.
2. Er wordt behandeld met terbinafine op grond van een positief KOH-preparaat en/of een dermatofyten-PCR, maar er is geen kweek gedaan en er blijkt een co-infectie met gisten te bestaan (dan moet behandeld worden met itraconazol). Daarom geven wij er de voorkeur aan om *altijd* te kweken alvorens een behandeling in te zetten.
3. De patiënt heeft de tabletten/capsules niet regelmatig ingenomen.
4. De patiënt gebruikt medicijnen die door interactie de beschikbaarheid van het antimycoticum verminderen (overigens zou dat in Nederland door het geneesmiddelbewakingssysteem bij apotheken niet mogelijk moeten zijn).
5. De resorptie van het geneesmiddel in het maag-darmkanaal is onvoldoende. Dit komt soms bij itraconazol voor, vooral wanneer het op een lege maag wordt ingenomen.
6. In sommige gevallen dringt het geneesmiddel slecht door in bijvoorbeeld lineaire mycotische nagellaesies, afwijkingen aan de rand van de nagels of in sterk verdikte dystrofische nagels door de veranderde anatomie. Verwijdering hiervan, bijvoorbeeld na verweken met 40% ureumzalf, is dan aan te bevelen (▶ par. 9.3).
7. Er is onvoldoende bloedvoorziening naar het nagelapparaat.
8. Er is een co-infectie met non-dermatofyten, waarvan bekend is dat sommige onvoldoende of niet op itraconazol of terbinafine reageren.
9. Er bestaat resistentie of verminderde gevoeligheid van dermatofyten voor het antimycoticum (zeldzaam).
10. Er is een dubbele pathologie, bijvoorbeeld de combinatie van psoriasis en onychomycose. De schimmel kan dan wel gedood worden, maar onychodystrofie en subunguale hyperkeratose door psoriasis blijven bestaan en verhinderen het normaliseren van de nagelplaat.
11. Er is sprake van verminderde immuniteit, bijvoorbeeld bij hiv/aids, chronisch mucocutane candidiasis, gebruik van cytostatica of immunosuppressiva.
12. Er is uitgebreide onycholyse, waardoor geen antimycoticum vanuit het nagelbed in de nagelplaat kan komen.

4.6.3   Aanvullende behandelingen voor onychomycose

Forse hyperkeratose onder de nagels, lineaire verkleuringen, dermatofytomen (ophopingen van schimmels en debris in en onder de nagel ◼ figuur 4.21) en totale dystrofische onychomycose (gehele nagel aangetast) kunnen eventueel mechanisch en/of chemisch verwijderd worden (▶ par. 9.3). Er zijn aanwijzingen dat dit de effectiviteit van orale therapie kan bevorderen. Daarna kan naast orale therapie ook lokale antimycotische be-

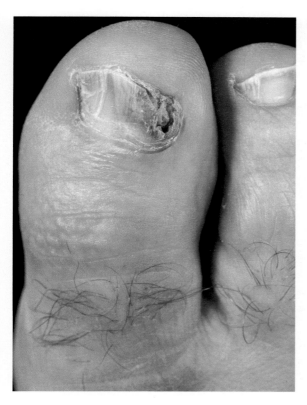

◘ Figuur 4.21 Een dermatofytoom (ophoping van schimmel en debris) onder de nagel kan ook de oorzaak zijn van therapiefalen en moet eerst mechanisch verwijderd worden.

handeling worden gegeven (► H. 7). Amorolfine-nagellak samen met een oraal antimycoticum is effectiever dan het orale middel alleen. Ook verkleint het langdurig gebruik ervan (eenmaal per twee weken) na genezing van onychomycose door terbinafine-tabletten, de kans op het terugkeren van de schimmelinfectie (profylactisch gebruik). De nagellak is echter duur en wordt niet vergoed door de zorgverzekeraar.

4.6.4 Behandeling van onychomycose met vrij verkrijgbare producten

Er zijn in Nederland diverse producten voor lokaal gebruik, die als indicatie voor hun gebruik 'kalknagels' of 'schimmelnagels' hebben, zonder recept te verkrijgen. Sommige zijn bedoeld om infecties te voorkómen, andere om de nagels te 'verzorgen', maar diverse claimen schimmelnagels te kunnen genezen. Van enkele producten is geen informatie over de samenstelling te vinden, soms worden één of enkele bestanddelen opgegeven, incidenteel wordt de volledige samenstelling vermeld. Gegevens over de concentraties van de werkzame bestanddelen zijn zelden beschikbaar. Veel van deze preparaten bevatten *tea tree*-olie (*Melaleuca alternifolia*-olie). Deze etherische olie heeft *in vitro* (in laboratoriumomstandigheden) inderdaad een antimycotisch effect op dermatofyten en gisten. Hoge concentraties (25% en 50%) geven verbetering bij tinea pedis interdigitalis, maar ze werken minder goed dan crèmes met clotrimazol of lamisil (► H. 7). Bovendien bestaat er bij deze hoge concentraties een reëel risico op het ontstaan van een allergische reactie op *tea tree*-olie. In één onderzoek, waarin twintig patiënten met distale onychomycose werden behandeld met 5% *tea tree*-olie in een crème, was na vier maanden geen enkele nagel genezen. In een andere studie werden nagels met distale onychomycose behandeld met onverdunde *tea tree*-olie. Na een half jaar was er weliswaar bij 60% verbetering te zien of volledige genezing, maar de kweek was bij slechts 20% van de patiënten negatief! Sommige producten bevatten andere etherische oliën, zoals marjolein-, lavendel-, basilicum-, patchouli- of manuka-olie of plantaardige (niet-etherische) oliën zoals arganolie of olijfolie. Deze middelen zijn nooit bij mensen getest op werkzaamheid tegen onychomycose.

In één product werd pirocton olamine (octopirox) als actief bestanddeel opgegeven. Deze stof is actief tegen gisten van het geslacht *Malassezia* en wordt in antiroosshampoos gebruikt. Datzelfde geldt voor zinkpyrithion. Geen van de vrij verkrijgbare middelen tegen schimmelnagels die wij in een beperkte marktoriëntatie vonden, wordt ooit genoemd in wetenschappelijke artikelen. Wij menen dat de kans dat één of meer van de *over the counter*-producten daadwerkelijk effectief zullen zijn tegen onychomycose verwaarloosbaar klein is.

4.6.5   Moeten alle onychomycosen behandeld worden?

Aan de behandeling van onychomycosen van de nagels kleven diverse nadelen. Zo moet de patiënt langdurig tabletten (terbinafine) of capsules (itraconazol) slikken. Beide medicijnen kunnen diverse, soms ernstige, bijwerkingen veroorzaken en vooral bij itraconazol moet men bedacht zijn op geneesmiddelinteracties. Het bekende gezegde 'baat het niet, het schaadt ook niet' gaat hier niet altijd op. Ook valt de effectiviteit tegen: afhankelijk van vele omstandigheden bereikt naar schatting 20-50% van de behandelingen van onychomycose niet het gewenste resultaat en recidieven zijn talrijk.

Vaak worden schimmelinfecties van de nagels slechts als een cosmetisch probleem beschouwd. In zijn algemeenheid is dit niet terecht. Onychomycosen aan de voeten kunnen met aanzienlijke ziektelast gepaard gaan en de kwaliteit van leven van de patiënt verminderen door een negatieve invloed op lichamelijk, geestelijk en sociaal functioneren (► par. 5.1). Niettemin, soms vormen onychomycosen inderdaad vooral een cosmetisch probleem. Vrouwen kunnen dit oplossen door hun nagels te lakken. Soms kan pijn voorkomen worden door het vijlen en kort knippen van verdikte nagels. Schimmelnagels kunnen een terugkerende schimmelinfectie van de huid van de voeten veroorzaken, maar dat kan eenvoudig met een onderhoudsbehandeling van een lokaal antischimmelmiddel zoals terbinafine of miconazol voorkomen worden. Bij sommige patiënten is er uiteindelijk geen harde medische noodzaak om schimmelnagels met orale antimycotica te behandelen, waarbij aangetekend moet worden dat ze natuurlijk voor anderen wel een potentiële bron van infectie zijn!

Een schimmelinfectie aan de huid van de voeten, met name de tinea pedis interdigitalis die kloofjes vertoont, kan als *porte d'entrée* (plaats van binnenkomst) fungeren voor bacteriën die wondroos (erysipelas) veroorzaken. Bij patiënten met een verhoogd risico op erysipelas, bijvoorbeeld mensen met suikerziekte of een immuunstoornis, is het dus wenselijk om een schimmelinfectie van de huid te voorkomen. Daarom wordt bij hen vaak een orale behandeling voor de bestaande onychomycose gestart. Bij deze patiënten is echter, door slechtere bloedvoorziening in de voet, de kans op een goed resultaat van de therapie klein, terwijl het risico op bijwerkingen groter is, omdat ze vaak andere medicijnen gebruiken. Deze patiënten zouden ook een preventieve onderhoudsbehandeling met een lokaal middel kunnen krijgen. Bij alle patiënten met tinea pedis of onychomycose moeten in ieder geval de voor- en nadelen van een orale behandeling zorgvuldig tegen elkaar worden afgewogen.

4.7   Preventie

Preventie van schimmelinfecties aan de voeten wordt besproken in ▶ H. 10. Het is aan te bevelen om gezinsleden te controleren op het bestaan van schimmelinfecties aan de voeten en gediagnosticeerde tinea pedis en onychomycose te behandelen.

Geraadpleegde literatuur

1.   Feldstein S, Totri C, Fallon Friedlander S. Antifungal therapy for onychomycosis in children. Clin Dermatol 2015;33:333–339
2.   Nenoff P, Krüger C, Paasch U, Ginter-Hanselmayer G. Mycology – an update Part 3: Dermatomycoses: topical and systemic therapy. J Dtsch Dermatol Ges 2015;13:387–410
3.   Gupta AK, Paquet M. Management of onychomycosis in Canada in 2014. J Cutan Med Surg 2015;19:260–273
4.   Ameen M, Lear JT, Madan V, Mohd Mustapa MF, Richardson M. British Association of Dermatologists' guidelines for the management of onychomycosis 2014. Br J Dermatol 2014;171:937–958
5.   Gupta AK, Daigle D, Foley KA. Topical therapy for toenail onychomycosis: an evidence-based review. Am J Clin Dermatol 2014;15:489-502
6.   Gupta AK, Paquet M. Improved efficacy in onychomycosis therapy. Clin Dermatol 2013;31:555–563
7.   Nenoff P, Krüger C, Ginter-Hanselmayer G, Tietz H-J. Mycology – an update. Part 1: Dermatomycoses: Causative agents, epidemiology and pathogenesis. J Dtsch Dermatol Ges 2014;12: 188–209
8.   Nenoff P, Krüger C, Schaller J, Ginter-Hanselmayer G, Schulte-Beerbühl R, Tietz HJ. Mycology - an update part 2: dermatomycoses: clinical picture and diagnostics. J Dtsch Dermatol Ges 2014;12:749–777
9.   Pazyar N, Yaghoobi R, Bagherani N, Kazerouni A. A review of applications of tea tree oil in dermatology. Int J Dermatol 2013;52:784–790

10. Matricciani L, Talbot K, Jones S. Safety and efficacy of tinea pedis and onychomycosis treatment in people with diabetes: a systematic review. J Foot Ankle Res 2011;4:26. doi: 10.1186/1757-1146-4-26.

11. Allevato MAJ. Diseases mimicking onychomycosis. Clin Dermatol 2010;28:164-177

12. Piraccini BM, Tosti A. White superficial onychomycosis: epidemiological, clinical, and pathological study of 79 patients. Arch Dermatol 2004;140:696-701

4

Ziektelast en complicaties van schimmelinfecties aan de voeten

Ofschoon mycosen aan de huid en de nagels van de voeten oppervlakkige infecties zijn, die op zichzelf geen bedreiging vormen voor de besmette patiënt, kunnen ze wel aanleiding geven tot ziektelast en – soms gevaarlijke – complicaties.

5.1   Ziektelast

Schimmelinfecties aan de teennagels worden niet zelden als een puur cosmetisch probleem beschouwd. Zo hebben huisartsen soms moeite of zelfs tegenzin om de afwijking met orale antimycotica te behandelen en proberen ze hun patiënt te ontmoedigen eraan te beginnen. Daar kunnen goede redenen voor zijn zoals geringe kans op succes (hoge leeftijd, slechte bloedvoorziening, suikerziekte), grote kans op recidief, mogelijke interacties met andere medicijnen, of gevoeligheid voor bijwerkingen. En natuurlijk komt het ook voor dat een 'kalknagel' door een onychomycose inderdaad hoofdzakelijk een cosmetisch probleem is. De vraag kan dan terecht gesteld worden of de kosten van de behandeling niet beter ergens anders in de gezondheidszorg besteed kunnen worden. Niettemin: onychomycosen aan de voeten kunnen wel degelijk ziektelast met zich meebrengen en het leven van patiënten die eraan lijden zowel psychosociaal als fysiek negatief beïnvloeden. Zo bleek in het Achilles Project (▶ H. 2) dat de helft van de patiënten met mycologisch bewezen onychomycose ongemak bij het lopen of sporten had, 1/3 had pijn, 28% schaamde zich ervoor en 13% gaf aan door de geïnfecteerde tenen beperkingen in hun werk of andere activiteiten te hebben.

Uit verschillende onderzoeken is gebleken dat onychomycosen de kwaliteit van leven (KVL, in het Engels QoL, *Quality of Life*) kunnen verminderen door een negatieve invloed op lichamelijk, geestelijk en sociaal functioneren. Patiënten hebben soms een laag gevoel van eigenwaarde en weinig zelfvertrouwen, kunnen gespannen zijn, depressieve gedachten hebben of zich gestigmatiseerd voelen door hun nagelafwijking. Velen hebben daarnaast een toegenomen bezorgdheid over hun algemene gezondheid. Schaamte, de angst in verlegenheid gebracht te worden en de angst anderen te besmetten, kunnen ertoe leiden dat men niet meer gaat sporten, zwemmen of naar de sauna durft te gaan. Dit verslechtert het sociale functioneren; sommige patiënten kunnen zelfs sociaal geïsoleerd raken. Dat geldt ook voor oudere patiënten die door pijn minder goed kunnen lopen. Daarnaast bestaat er bij patiënten met onychomycose vaak de angst dat andere nagels besmet zullen worden en blijkt het moeilijk te zijn de nagels te knippen. De duur van het bestaan van de nagelafwijkingen en de uitgebreidheid daarvan corresponderen doorgaans met de mate van vermindering van de KVL. Genezing van de onychomycose door behandeling met orale antimycotica resulteert in verbetering van de KVL. Patiënten die eerder *zonder* succes behandeld zijn met antimycotica daarentegen hebben een significant lagere KVL dan mensen die geen therapie hebben gehad. Vrouwen hebben een sterker verminderde KVL dan mannen, waarschijnlijk doordat ze gevoeliger zijn voor (vermeende) lichamelijke misvorming en meer kans op pijn hebben doordat ze strakkere schoenen dragen dan mannen en schoenen met hoge hakken.

De conclusie is dat onychomycose een flinke ziektelast met zich mee kan brengen en dat de infectie van de nagels door zorgverleners zeker niet als 'slechts een cosmetisch probleem' mag worden afgedaan.

5.2 Complicaties

Schimmelinfecties aan de voeten kunnen aanleiding geven tot complicaties, waartoe we ook besmetting van gezinsleden en anderen rekenen en het ontstaan van mycosen op andere delen van het lichaam van de patiënt zelf door auto-inoculatie ('zelfbesmetting'). De belangrijkste complicaties staan opgesomd in het volgende kader.

> **Mogelijke complicaties van schimmelinfecties aan de voeten:**
> - besmetting van gezinsleden en anderen;
> - besmetting van de teennagels vanuit de huid en omgekeerd;
> - besmetting van andere delen van de huid: liezen, gezicht, baardstreek, hand (*one hand-two feet syndrome*);
> - mykide van de handen en/of de voeten;
> - secundaire bacteriële infectie met lokale gevolgen;
> - secundaire bacteriële infectie met cellulitis/erysipelas van het onderbeen;
> - diabetisch ulcus;
> - tinea incognito;
> - ingroeiende teennagel en paronychium bij behandeling van onychomycose;
> - granulomen van Majocchi;
> - ulcus door druk van een sterk verdikte dystrofische nagel op de onderliggende weefsels;
> - verergering van astma en constitutioneel eczeem;
> - systemische infectie met *Fusarium*-species vanuit de nagel.

5.2.1 Besmetting

Patiënten met een dermatofyteninfectie aan de voeten kunnen gezinsleden en andere mensen (via zwembaden, gemeenschappelijke douches) besmetten. Een tinea pedis kan voortschrijden tot onychomycose (tinea unguium) en anderzijds kan een schimmelinfectie vanuit de nagel de gezonde huid van de voeten aantasten. Besmetting van andere delen van de eigen huid (auto-inoculatie) komt regelmatig voor. Zo heeft bijna iedereen met tinea inguinalis (liezen) een dermatofyteninfectie aan de voeten. Bekend ook is besmetting van de handen, of eigenlijk van één hand, bij patiënten met een mycose aan beide voeten: het *one hand-two feet syndrome*. Meestal is de linker, niet-dominante, hand aangedaan (◉ figuur 5.1). Van daaruit kunnen vervolgens de nagels van die hand aangetast worden. Waarom de infectie zich tot één hand beperkt, is onbekend (▸ par. 3.2).

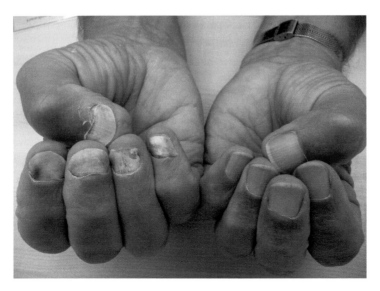

◘ **Figuur 5.1**   Schimmelinfectie aan alle vingernagels van één hand, de andere hand vertoont geen afwijkingen.

5.2.2   Mykide

Een mykide (▶ par. 3.2) is een immunologische reactie op een heftig inflammatoire vesi-culeuze of bulleuze mycose aan één voet door het activeren van circulerende antistoffen en gesensibiliseerde T-lymfocyten. De mykide wordt gekenmerkt door het snel ontstaan van blaasjes of blaren op dezelfde voet, de andere voet en/of beide handen in de hand-palmen en aan de zijkanten van de vingers (◘ figuur 5.2). Deze nieuwe blaasjes en blaren

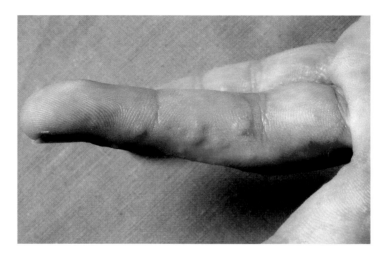

◘ **Figuur 5.2**   Mykide met vesikels aan de zijkanten van de vingers als reactie op een mycose aan de voeten.

bevatten geen schimmeldraden en zijn dus ook niet besmettelijk. In het geval van een mykide met blaasjes (vesikels) spreekt men van acrovesiculeus eczeem; zijn er blaren (bullae) dan heet de reactie pompholyx. Ze worden vaker in de zomer gezien dan in de winter. Zonder therapie verdwijnen de verschijnselen meestal na enkele weken. De schimmel kan dan door de heftige immuunreactie geheel verdwenen zijn, maar kan ook subklinisch (geen zichtbare verschijnselen) aanwezig blijven en bijvoorbeeld een volgende zomer weer terugkomen (recidiveren).

5.2.3 Secundaire bacteriële infectie met lokale gevolgen

Vooral bij tinea interdigitalis treden secundaire bacteriële infecties (superinfecties) vaak op. Het vochtige milieu, de warmte en de maceratie van de huid tussen de tenen zijn ideale groeiomstandigheden voor vele bacteriën. Vaak zijn het gramnegatieve bacteriën zoals *Pseudomonas aeruginosa*, *Klebsiella* of *Proteus*-species, maar ook streptokokken, stafylokokken of andere bacteriën kunnen de laesies koloniseren. Het klinische beeld kan daardoor verergeren met meer ontstekingsreactie, maceratie, vocht- of pusvorming, erosies, ulceraties of pijnlijke cellulitis (ontsteking van lederhuid en onderhuidse vet- en bindweefsel) eromheen (◘ figuur 5.3). Vaak veroorzaakt een secundaire bacteriële infectie (toename van) een penetrante vieze geur en bij een *Pseudomonas*-infectie een groenige verkleuring.

Een diagnostisch probleem is dat de gramnegatieve bacteriën de schimmelgroei onderdrukken, zodat de dermatofyten in een KOH-preparaat doorgaans niet aantoonbaar zijn. Overigens kan secundaire infectie ook veroorzaakt worden door gisten, zoals *Candida albicans* of *Candida parapsilosis*, die geen of nauwelijks extra verschijnselen veroorzaken.

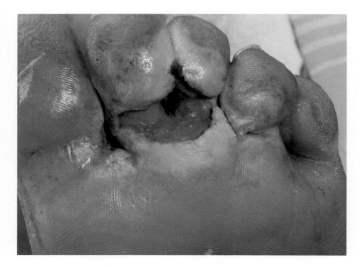

◘ **Figuur 5.3** Ernstige secundaire bacteriële infectie met gramnegatieve bacteriën.

5.2.4   Secundaire bacteriële infectie met cellulitis/erysipelas van het onderbeen

De aanwezigheid van tinea interdigitalis is een risicofactor voor het ontstaan van huidinfecties met *Streptococcus pyogenes* en *Staphylococcus aureus* aan de benen zoals cellulitis en erysipelas (wondroos, belroos, een vorm van cellulitis) (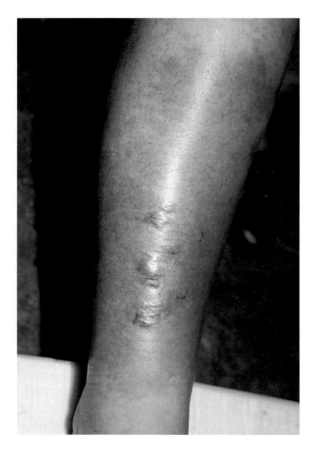 figuur 5.4), lymfangitis (ontsteking van lymfevaten, een rode lijn in de huid die vaak ten onrechte als bloedvergiftiging wordt gezien). De bacteriën treden de huid binnen via de kloofjes tussen de tenen, de zogeheten *porte d'entrée* ('deur van binnenkomst') (□ figuur 5.5). Extra gevoelig hiervoor zijn patiënten met lymfoedeem, chronische veneuze insufficiëntie, patiënten met suikerziekte, immunogestoorden (waartoe ook patiënten die aan kanker lijden en die met chemotherapie behandeld worden, behoren) en patiënten die al eerder erysipelas hebben gehad. Recidiverende erysipelas geeft ook aanleiding tot (toename van) lymfoedeem. Vooral bij oudere mensen kunnen deze infecties zeer ernstig verlopen met hoge koorts, algehele malaise en uitgebreide necrose van de huid. Incidenteel kunnen patiënten er zelfs aan overlijden. Dat geldt zeker voor patiënten die een zogenoemde fasciitis necroticans

□ **Figuur 5.4**   Wondroos (erysipelas) aan het onderbeen secundair aan een schimmelinfectie tussen de tenen.

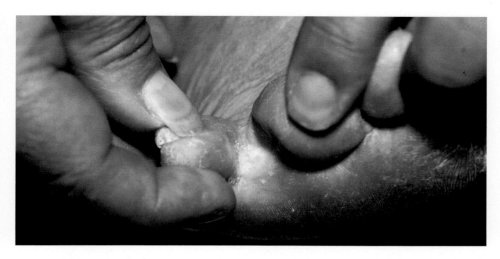

Figuur 5.5 Dezelfde patiënte als in ☐ figuur 5.4. Interdigitale mycose die als *porte d'entrée* heeft gefungeerd voor binnendringen van bacteriën die de erysipelas veroorzaakten.

ontwikkelen, een infectie met hemolytische streptokokken van de onderhuidse weefsels en de spierfascie, het bindweefselvlies rondom de spieren van de benen. Deze patiënten hebben een kans van 20-40% om aan de infectie te overlijden. Bij patiënten met suiker-ziekte kan een zeer ernstige superinfectie leiden tot gangreen (uitgebreid weefselversterf) en osteomyelitis (botontsteking), die amputatie van een deel van de voet, de voet of een deel van het onderbeen noodzakelijk maakt. Het is dan ook aan te bevelen om een schimmelinfectie tussen de tenen, hoe mild ook, bij ouderen en andere mensen met verminderde weerstand altijd te behandelen.

5.2.5 Diabetisch ulcus

Er zijn sterke aanwijzingen dat onychomycose bij patiënten met suikerziekte een verhoogd risico op een diabetisch voetulcus geeft. Dit kan veroorzaakt worden doordat een verdikt en scherp deel van de nagel zich in de huid boort of door ischemie (tekort aan bloed) door druk van de vergrote dystrofische nagel op het onderliggende nagelbed (☐ figuur 5.6). Ook bij schimmelinfecties van de huid kunnen ulceraties ontstaan en wel vanuit fissuren tussen de tenen en in de voetzool bij chronisch hyperkeratotische tinea pedis (het 'mocassin-type'). Dit creëert *portes d'entrée* ('deuren van binnenkomst') voor bacteriën en het ont-staan van – potentieel gevaarlijke – infecties (zie ▶ par. 5.2.4).

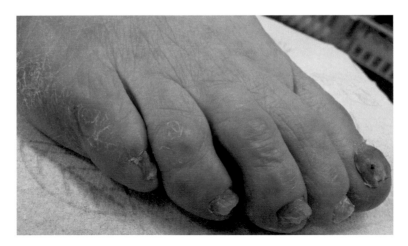

◘ **Figuur 5.6**   Hypertrofische schimmelnagels kunnen door druk ischemie veroorzaken. Bij een patiënt met diabetes kan dit tot ernstige complicaties leiden.

5.2.6   Tinea incognito

Tinea incognito is een schimmelinfectie van de huid die niet als zodanig herkend is en die behandeld wordt met hormoonzalven (dermatocorticosteroïden), als ware het eczeem of psoriasis. Omdat het – onjuiste – medicament de inflammatoire component van de schimmel onderdrukt, treedt wel verbetering van het beeld op. De roodheid en eventueel blaasjes en een deel van de schilfering, vooral van de actieve rand, zullen verdwijnen of

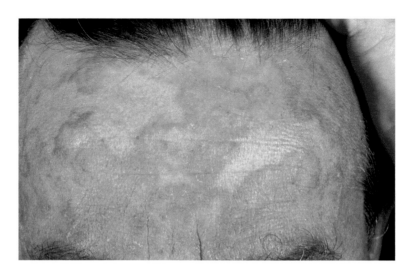

◘ **Figuur 5.7**   Schimmelinfectie op het voorhoofd, die werd aangezien voor een vorm van eczeem en werd behandeld met hormoonzalven (tinea incognito).

minder worden (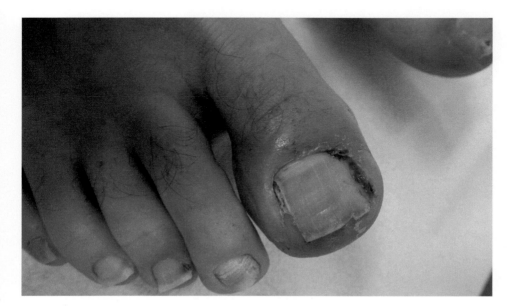 figuur 5.7). Wel kunnen folliculaire papels en pustels ontstaan, door-dat de schimmels in de haarfollikels binnendringen. Omdat de ontsteking, en daarmee de afweer tegen de mycose, onderdrukt wordt, groeit de schimmel gewoon door en mis-schien wel sneller dan voorheen. Wanneer de behandeling gestaakt wordt, komen de verschijnselen weer terug. De therapie wordt dan vaak door de patiënt weer hervat en zo dreigt een soort behandelverslaving. Op termijn kan dat resulteren in bijwerkingen van de hormoonzalf zoals atrofie (verdunning) van de huid of zelfs striae. Strikt genomen is dit overigens geen complicatie van een mycose, maar het gevolg van een onjuiste be-handeling.

5.2.7 Ingroeiende teennagel en paronychium

Succesvolle behandeling van onychomycose resulteert niet zelden in ingroeiende teen-nagels (unguis incarnatus, onychocryptose) met paronychia als gevolg (figuur 5.8). Soms heeft de patiënt daar alleen wat pijn van, maar een ernstige ontstekingsreactie met heftige pijn, erytheem, oedeem, vochtafscheiding en het ontstaan van granulatieweefsel kan ook optreden. Het zou in 20% van alle patiënten gezien worden en kan zowel na behandeling met terbinafine, itraconazol als fluconazol ontstaan. Bij ongeveer 1/5 van de patiënten is chirurgische behandeling noodzakelijk. Er wordt geadviseerd om patiënten na beëindiging van de kuur met antimycotica regelmatig te controleren (of ze in ieder geval goed te instrueren) om deze bijwerking in een vroeg stadium te diagnosticeren en te behandelen, zeker bij patiënten met suikerziekte.

Figuur 5.8   Ingegroeide teennagel met secundaire paronychia van de proximale en laterale nagelwallen na behandeling.

5.2.8 Granulomen van Majocchi

Onder gunstige omstandigheden, zoals bij het langdurig gebruik van lokale bijnierschors-hormoonpreparaten (dermatocorticosteroïden), cytostatica of bij immunosuppressie door andere oorzaken, kunnen dermatofyten haarfollikels binnendringen, die daarop ruptureren ('breken'). Het immuunsysteem reageert hierop met een speciale vorm van ontsteking rondom de follikels, een zogeheten granulomateuze ontsteking. Het beeld van deze 'granulomen van Majocchi' is dat van inflammatoire papels of noduli, die kunnen samenvloeien tot een erythemateuze en schilferende plaque, met papels of noduli aan de actieve rand (◘ figuur 5.9). De diagnose wordt gesteld op het histologisch onderzoek van een biopt, waarin rond de follikels gerangschikte granulomen gezien worden. Uiteraard kan deze bijwerking alleen optreden op de dorsale en laterale zijden van de voeten en de tenen, omdat er in de voetzolen geen haarfollikels aanwezig zijn.

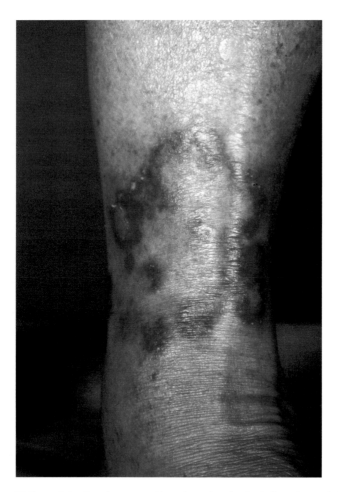

◘ **Figuur 5.9** Granulomen van Majocchi op het distale deel van het onderbeen door ingroei van schimmel in de haarzakjes, na voorafgaande behandeling met hormoonzalf.

5.2.9 Verergering van astma en constitutioneel eczeem.

Patiënten met een atopische aanleg (erfelijk bepaalde aanleg tot eczeem, astma en hooikoorts) zijn gevoeliger voor het ontwikkelen van chronische infecties met *Trichophyton rubrum*. Dermatofyteninfecties kunnen een zogeheten Th2-reactie stimuleren, waardoor atopische verschijnselen zoals astma en allergieën kunnen verergeren of hardnekkiger en moeilijker te behandelen worden. Ook kunnen dermatofyteninfecties bij patiënten met een atopische aanleg constitutioneel eczeem (atopisch eczeem) provoceren op de plaats van besmetting, die door antimycotische behandeling weer verdwijnt.

5.2.10 Systemische infectie met *Fusarium*-species vanuit de nagel

Een zeldzame complicatie van onychomycose is een systemische infectie door een *Fusarium*-species vanuit een met deze non-dermatofyt geïnfecteerde nagel. De schimmel verspreidt zich eerst in het bloed (sepsis, bloedvergiftiging) en van daaruit in de weefsels en organen. Dit zijn ernstige en levensbedreigende ziekten, die nagenoeg alleen worden gezien bij patiënten met een sterk verminderde weerstand, vooral wanneer ze een gebrek aan leukocyten (witte bloedlichaampjes) hebben (leukopenie), zoals patiënten met bepaalde vormen van leukemie. De teen van de met *Fusarium* besmette nagel is dan vaak pijnlijk en ontstoken. Veel van deze patiënten zullen overlijden, vooral diegenen die een persisterende leukopenie hebben.

Geraadpleegde literatuur

1. Ilkit M, Durdu M. Tinea pedis: The etiology and global epidemiology of a common fungal Infection. Crit Rev Microbiol 2015;41:374–388
2. Nenoff P, Krüger C, Schaller J, Ginter-Hanselmayer G, Schulte-Beerbühl R, Tietz HJ. Mycology – an update part 2: dermatomycoses: clinical picture and diagnostics. J Dtsch Dermatol Ges 2014;12:749–777
3. Milobratović D, Janković S, Vukičević J, Marinković J, Janković J, Railić Z. Quality of life in patients with toenail onychomycosis. Mycoses 2013;56:543–551
4. Chacon A, Franca K, Fernandez A, Nouri K. Psychosocial impact of onychomycosis: a review. Int J Dermatol 2013;52:1300–1307
5. Ilkit M, Durdu M, Karakaş M. Cutaneous id reactions: a comprehensive review of clinical manifestations, epidemiology, etiology, and management. Crit Rev Microbiol 2012;38:191–202
6. Nenoff P, Ginter-Hanselmayer G, Tietz H-J. Onychomykose – ein Update. Teil 1 – Prävalenz, Epidemiologie, disponierende Faktoren und Differenzialdiagnose. Hautarzt 2012;63:30–38
7. Verweij PE. De nagel als bron van een levensbedreigende schimmelinfectie. De Medische Voet 2011;4 :13–15
8. Vanhooteghem O, Szepetiuk G, Paurobally D, Heureux F. Chronic interdigital dermatophytic infection: a common lesion associated with potentially severe consequences. Diabetes Res Clin Pract 2011;91:23-25

9. Bristow IR, Spruce MC. Fungal foot infection, cellulitis and diabetes: a review. Diabet Med 2009;26:548–551
10. Degreef H. Clinical forms of dermatophytosis (ringworm infection). Mycopathologia 2008;166: 257–265
11. Bonifaz A, Paredes V, Fierro L. Onychocryptosis as consequence of effective treatment of dermatophytic onychomycosis. JEADV 2007;21:699–700

5

Diagnostiek van schimmelinfecties

6.1   Inleiding

Schimmelinfecties aan de voeten, zowel die aan de huid als aan de nagels, kunnen zich met diverse beelden presenteren (▶ H. 3 en ▶ H. 4). In veel gevallen zal de dermatoloog of de ervaren huisarts de diagnose kunnen stellen op het klinisch beeld (een diagnose *à vue*). Een rode en schilferende huidaandoening met een langzaam naar perifeer opschuivende geaccentueerde inflammatoire en schilferende rand is bijna zeker een mycose. Parallel aan elkaar verlopende longitudinale witte of gele lijnen in teennagels zijn gemakkelijk als onychomycose te duiden. Dat geldt ook voor oppervlakkige witte onychomycose, waar poederachtig wit materiaal van de nagels afgeschraapt kan worden. Een 'mocassin-type' tinea pedis (▶ par. 3.2) echter kan eenvoudig verward worden met psoriasis en dystrofische nagels van psoriasis met onychomycose. Naar schatting stelt de dermatoloog bij ongeveer 70% van de patiënten die zich presenteren met een beeld dat kan passen bij een schimmelinfectie de juiste diagnose. Dat houdt in dat bij 30% van de patiënten – althans zonder aanvullend onderzoek – een verkeerde diagnose gesteld zal worden en misschien een verkeerde behandeling wordt gegeven. Bovendien moet de patiënt met onychomycose langdurig medicijnen gebruiken, die potentieel ernstige bijwerkingen hebben en die duur zijn. Daarom vinden wij dat er, bij verdenking op een schimmelinfectie aan de huid of de nagels van de voeten (of waar dan ook op het lichaam), nooit een behandeling mag worden ingesteld zonder dat de klinische waarschijnlijkheidsdiagnose bevestigd is door laboratoriumonderzoek. Gelukkig zijn daar betrouwbare en goedkope tests voor.

6.2   De drie belangrijkste tests: KOH, kweek en PCR

De belangrijkste diagnostische tests voor schimmelinfecties aan de huid en nagels van de voeten zijn directe microscopie (KOH-preparaat), schimmelkweek en dermatofyten-PCR. De eerste stap in de laboratoriumdiagnostiek is het aantonen van de pathogene schimmel in microscopische preparaten van monsters die zijn genomen van de aangedane huid of nagel, met behulp van een zogeheten KOH-preparaat (▶ par. 6.4.1). Wanneer hyfen (schimmeldraden) of een netwerk van schimmeldraden (mycelium) worden gezien, kan de diagnose mycose worden gesteld. Schimmelinfecties van de huid worden nagenoeg altijd veroorzaakt door dermatofyten (▶ H. 1). Het determineren van de schimmelspecies (soort) door middel van een kweek of andere methode is dan niet nodig. Er kan direct een gerichte behandeling worden ingesteld met lokale (▶ H. 7) en eventueel orale (▶ H. 8) antimycotica.

Dat ligt anders bij schimmelinfecties van de nagels, onychomycosen. Deze infecties worden meestal óók veroorzaakt door dermatofyten, maar incidenteel (rond 10%) spelen daarbij gisten zoals *Candida albicans* of niet-dermatofyten zoals *Scopulariopsis brevicaulis*, een *Fusarium*- of *Scytalidium*-species eveneens een rol, vooral bij mensen met verminderde weerstand. Is dit inderdaad het geval, dan is soms de keuze van het antimycoticum anders dan wanneer de nagelinfectie geheel door dermatofyten wordt veroorzaakt. Daarom moet bij verdenking op onychomycose ook een kweek worden ingezet, omdat daarmee de schimmelsoort of -soorten geïdentificeerd kunnen worden en de juiste behandeling kan worden gekozen (▶ par. 6.5).

Een derde, recentere diagnostische test is de zogeheten dermatofyten-PCR (*polymerase chain reaction*, Nederlands: polymerase kettingreactie), een vorm van moleculaire diagnostiek (▶ par. 6.6). Dit is een zeer snelle test, de uitslag is in enkele dagen bekend. De test identificeert alleen dermatofyten, zodat in het geval van nagelinfectie alsnog gekweekt moet worden.

Het is voor betrouwbare laboratoriumdiagnostiek belangrijk, dat zo veel mogelijk met schimmels geïnfecteerd materiaal (huidschilfers, dak van blaasjes of blaren, nagel) wordt afgenomen en ingestuurd naar het laboratorium. Dermatologen maken zelf altijd KOH-preparaten voor direct microscopisch onderzoek.

6.3 Afnemen van materiaal voor laboratoriumdiagnostiek

Monsters van huidschilfers en nagels worden zo snel mogelijk, in ieder geval binnen 24 uur na afname, bekeken in een direct microscopisch preparaat en/of in een geschikt transportmedium opgestuurd naar het laboratorium. Meestal worden daar (steriele) plastic potjes zoals een sputumpotje of urinepotje voor gebruikt, soms plastic zakjes. De laboratoria waar het mycologisch onderzoek wordt verricht, geven daarvoor richtlijnen. De materialen van keuze kunnen doorgaans bij de laboratoria zelf worden verkregen. Het aanvraagformulier moet idealiter de volgende gegevens bevatten: de aanvrager, patiëntgegevens, klinische gegevens, het aangevraagde onderzoek, datum van afname, lokalisatie van de laesie(s), beroep van de patiënt, contacten met dieren, reisgeschiedenis, mogelijke besmettingen in de omgeving en eventuele voorafgaande antimycotische behandelingen.

6.3.1 Afnemen van materiaal van de huid

Schilfers kunnen met wegwerpmesjes of met de zijkant van een objectglaasje van de huid worden afgeschraapt (◼ figuur 6.1). Het is niet nodig om de huid van tevoren met alcohol te reinigen, tenzij de patiënt er zalf, crème of poeder op heeft aangebracht. De grootste kans op het aantreffen van schimmeldraden is in de hoornlaag die nog grotendeels vastzit aan de huid, bij voorkeur van de overgang van aangetaste naar normale huid. Eventueel kunnen schilfers hier ook met een splinterpincet worden losgetrokken in de richting van waar ze nog vast zitten (◼ figuur 6.2). In al bijna loslatende uitgedroogde schilfers zal men veel moeilijker schimmels kunnen aantonen. In het geval van blaasjes kan men met een pincet het blaardak eraf trekken en van blaren wordt de overliggende huid met een fijn schaartje afgeknipt.

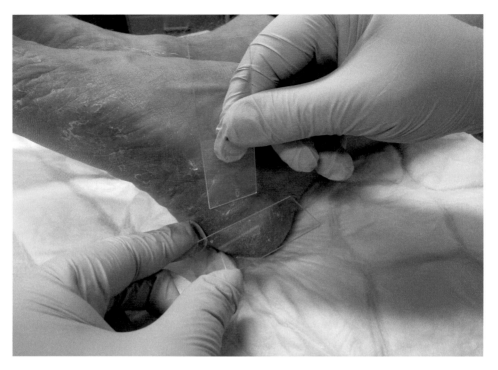

■ **Figuur 6.1**   Afnemen van huidschilfers bij een voetschimmel met behulp van twee voorwerpsglaasjes.

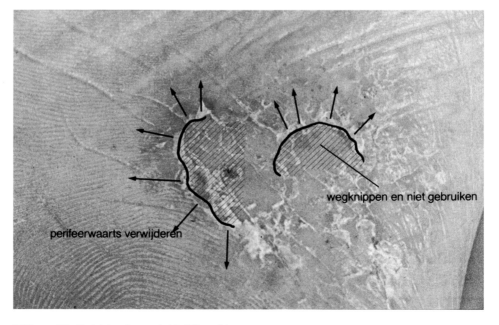

■ **Figuur 6.2**   De juiste wijze om huidschilfers af te nemen.

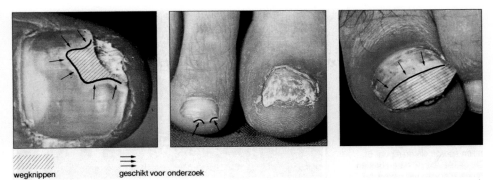

wegknippen geschikt voor onderzoek

☐ **Figuur 6.3** Bij aangetaste nagels is het belangrijk materiaal af te nemen op de grens van ziek en gezond.

6.3.2 Afnemen van materiaal van nagels

Wanneer de patiënt nagellak of tinctuur (heeft) gebruikt, worden de nagels eerst gereinigd met aceton. Het is moeilijk om pathogene schimmels in nagelmateriaal in een KOH-preparaat of een kweek aan te tonen. Fout-negatieve reacties komen dan ook veel voor: de patiënt heeft wel een schimmelinfectie, maar de test is negatief. Meestal wordt namelijk materiaal van het distale deel van de nagel afgenomen, terwijl de infectie al een stuk naar proximaal is gevorderd. In het uiteinde, waar de infectie begonnen is, zijn de hyfen al een stuk minder levensvatbaar. Het is dus beter om een proximaal deel van de nagel te verwijderen, bij voorkeur door een kleine inkeping te maken door de volledige dikte van de nagel, op het grensgebied van gezonde en aangetaste nagel (☐ figuur 6.3). Helaas is het niet eenvoudig om dit te doen zonder aanzienlijk ongemak voor de patiënt. Het is namelijk belangrijk om de volledige dikte van de nagelplaat af te nemen, omdat de schimmel vaak diep in de nagelplaat is gelokaliseerd. Oppervlakkige schraapsels van de nagelplaat zijn ongeschikt voor kweken, behalve bij de oppervlakkige witte onychomycose (▶ par. 4.2). Debris (resten bij een weefselvernietigend proces, afvalweefsel) van onder de nagel is geschikt materiaal om te kweken en kan voorzichtig met een puntig mesje of schaartje verwijderd worden. Omdat het isoleren van schimmels uit nagelmateriaal moeilijk is, kan men het beste, wanneer er tevens huidlaesies verdacht voor een mycose zijn, ook daarvan materiaal aanleveren. Kweken van de huid zullen eerder positief zijn en bevatten doorgaans dezelfde pathogenen als de geïnfecteerde nagels.

6.3.3 Afnemen van materiaal bij paronychia

Bij paronychia (die nooit door dermatofyten veroorzaakt worden, maar wel met *Candida*-species gekoloniseerd kunnen zijn) kan men proberen wat materiaal uit de nagelwal te halen, bijvoorbeeld met een *swab*. Het aldus verkregen materiaal kan worden gebruikt voor direct microscopisch onderzoek (*swab* wordt uitgeveegd over een objectglaasje) en voor kweek. De gist kan zowel met een KOH-preparaat als in een gramkleuring worden aangetoond. Bij aanwezigheid van pustels, een abces of purulente afscheiding, wordt pus afgenomen voor een bacteriekweek.

6.4   Direct microscopisch onderzoek

6.4.1   KOH-preparaat

Voor direct microscopisch onderzoek wordt meestal gebruikgemaakt van een zogeheten KOH-preparaat.

Huidschilfers of nagelmateriaal (dat in zo klein mogelijke fragmenten gesneden is) wordt op een objectglaasje gelegd, waarna een druppel 30% kaliloogoplossing (KOH-oplossing) wordt toegevoegd. Men kan de schimmeldraden beter zichtbaar maken door er Parker-vulpeninkt aan toe te voegen, ongeveer een kwart van de hoeveelheid KOH-oplossing. Vervolgens wordt het materiaal afgedekt met een dekglaasje (■ figuur 6.4). De kaliloog maakt het materiaal zacht en lost intercellulair materiaal en hoornmateriaal op, maar laat de cellen (die los van elkaar komen te liggen) en schimmeldraden intact. Na ongeveer 15-30 minuten (huidschilfers) tot 1-2 uur (nagelmateriaal) is het preparaat klaar om bekeken te worden. Door het op te warmen, bijvoorbeeld met de vlam van een bunsenbrander of een aansteker onder het objectglaasje, kan het KOH-preparaat sneller bekeken worden. Men moet de vloeistof echter niet laten koken, want dan ontstaan kaliumhydroxidekristallen die op hyfen lijken. Datzelfde gebeurt wanneer men het pre-paraat zo lang laat liggen dat alle vloeistof verdampt is. Een manier om dit te voorkomen

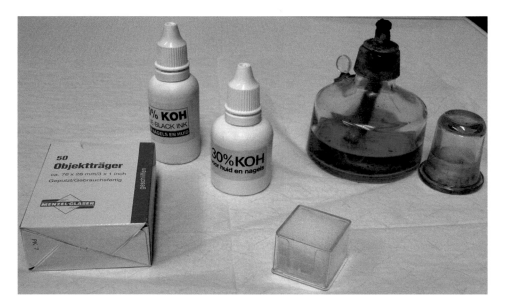

■ **Figuur 6.4**   Benodigdheden voor het maken van een KOH-preparaat.

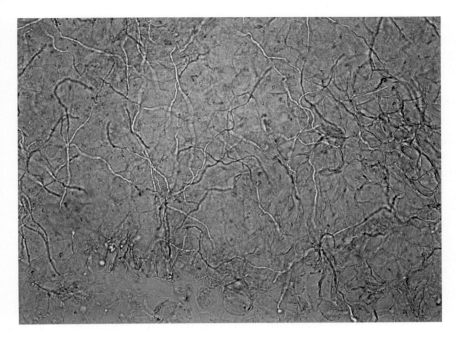

Positief KOH-preparaat van huidschilfers met talrijke schimmeldraden.

is door het preparaat in een afgesloten petrischaaltje te leggen, samen met een vochtig verbandgaasje of vochtige watten. Een ander artefact, het zogeheten mozaïekartefact, kan ontstaan wanneer de cellen onvoldoende van elkaar losgeweekt zijn door de KOH-oplossing. Dit beeld, dat verward kan worden met een mycelium, ontstaat door de aanwezigheid van lijnvormige rijen van vetdruppeltjes tussen aan elkaar zittende cellen. Het artefact verdwijnt door het preparaat even te verwarmen en aan te drukken (waardoor de cellen van elkaar losraken).

Vóór het onderzoek wordt stevig op het dekglaasje gedrukt (op het gehele dekglaasje, anders kan het glas breken, vooral bij grotere nagelfragmenten), zodat eronder een heel dun preparaat rest, waarin de schimmelelementen het best te zien zijn. Kaliloog dat onder het dekglaasje vandaan gedrukt wordt, moet met een tissue of filtreerpapier verwijderd worden, omdat het anders de lens van de microscoop en zijn kruistafel kan beschadigen (etsen). Het kan bovendien de huid van de onderzoeker irriteren bij contact ermee.

Het preparaat wordt bekeken met de microscoop bij een vergroting van eerst 100x en daarna 250x-400x. Om maximaal gebruik te maken van de dubbelbrekende eigenschappen van de schimmeldraden kan de condensor van de microscoop het beste omlaag gedraaid worden en het preparaat bekeken worden bij relatief lage lichtsterkte. In het microscopisch preparaat wordt gezocht naar mycelia, hyfen, sporen en gisten (■ figuur 6.5). De sensitiviteit van een KOH-preparaat (het percentage waarin een bewezen schimmelinfectie met deze test wordt aangetoond) is ongeveer 75-80% bij ervaren onderzoekers. KOH-preparaten van nagels zijn vaker fout-negatief (wel schimmelinfectie, maar geen positief KOH-preparaat), wat overigens ook geldt voor nagelkweken. In materiaal van tinea pedis interdigitalis waarbij secundaire bacteriële infectie is opgetreden, worden zelden schimmeldraden gevonden. Ook bij heftig inflammatoire tinea pedis is het soms moeilijk om de dermatofyten aan te tonen.

6.4.2   Fluorescentiemicroscopie

Schimmels en gisten zijn zeer goed zichtbaar te maken door ze aan te kleuren met een fluorescerende stof die bindt aan het chitine in hun celwanden. Hiervoor worden optische witmakers gebruikt, kleurstoffen die al decennialang op grote schaal worden toegepast in de wasmiddelenindustrie en bij de fabricage van wit papier. De meest gebruikte optische witmakers zijn Blankophor-P® en Calcofluor® wit. Aan het te onderzoeken materiaal (schilfers, nagelmateriaal, haar) wordt een druppel 10-20% KOH-oplossing en een druppel van een oplossing met de kleurstof toegevoegd. In schilfers bindt de kleurstof zich snel aan daarin aanwezige schimmels, bij nagelmateriaal kan het wel een dag duren. Omdat het fluorescerende kleurstoffen zijn, moeten de preparaten bekeken worden met een fluorescentiemicroscoop. Er kunnen filamenten, sporen, fragmenten van hyfen, arthrosporen (desintegrerend mycelium) en gisten mee onderscheiden worden (■ figuur 6.6). Het onderzoek is betrouwbaarder dan een KOH-preparaat, maar er is helaas een speciale en dure microscoop voor nodig.

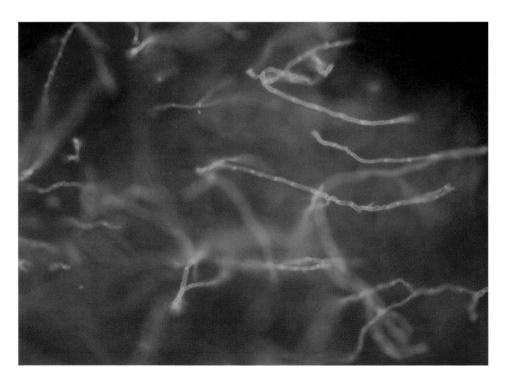

■ **Figuur 6.6**   Blankophor-preparaat van de nagel, waarin fraaie schimmeldraden te zien zijn.

6.5 Schimmelkweek

Over het algemeen is het niet mogelijk om op grond van het klinisch beeld vast te stellen welke schimmel een infectie veroorzaakt. Met een schimmelkweek kunnen pathogene (ziekteverwekkende) schimmels worden aangetoond en kunnen de gekweekte species (soorten) of subspecies (ondersoorten) geïdentificeerd worden. Vooral in het geval van onychomycose is dat belangrijk voor de keuze van het antimycoticum waarmee de patiënt behandeld gaat worden. Ook zijn schimmelkweken soms positief bij een negatief KOH-preparaat. In het geval van een bulleuze mycose bijvoorbeeld, doodt de inflammatoire reactie (een immuunreactie van het lichaam) veel van de schimmels, die daardoor moeilijker te vinden zijn in een direct microscopisch preparaat. Overigens zijn kweken relatief vaak (30-50%) fout-negatief. Dit betekent dat er wel een schimmelinfectie is, maar dat er geen schimmel in de kweek groeit; dit komt vooral vaak voor bij kweken van nagelmateriaal. De meeste dermatologen laten dan ook bij sterke verdenking op een onychomycose ten minste tweemaal en vaak zelfs driemaal een kweek doen bij negatieve bevindingen, voordat ze de conclusie trekken dat de nagelafwijking niet berust op een schimmelinfectie.

Voor de kweek worden de huid- of nagelmonsters in een geschikt kweekmedium aangebracht, bijvoorbeeld dermatofytenagar of sabouraud-glucoseagar. Soms worden andere voedingsbodems gebruikt (bijvoorbeeld agar verrijkt met verschillende voedingsstoffen zoals bloed of bepaalde zouten) voor het kweken van specifieke schimmels. De kweekmedia verschaffen de schimmels de voedingsstoffen die ze nodig hebben om te groeien. Het kweekmedium is in veel laboratoria aanwezig in petrischalen, dat zijn platronde, ondiepe glazen of plastic schaaltjes. Er worden ook wel flesjes of laboratoriumbuisjes gebruikt met een dop die niet geheel gesloten is, om zuurstof binnen te laten. De kweekmaterialen worden in een broedstoof geplaatst onder omstandigheden die ideaal zijn voor groei en vermenigvuldiging van schimmels. De meeste schimmels moeten een paar dagen tot een paar weken in de broedstoof blijven om zich maximaal te vermenigvuldigen. Pas wanneer er na dertig dagen nog geen groei is, staat een negatieve uitslag definitief vast.

Meestal is een positieve kweek binnen drie weken te zien (■ figuur 6.7). Er zijn dan één of meer schimmelkolonies zichtbaar die allerlei kleuren, vormen, groottes en oppervlaktevormen kunnen hebben. Vervolgens worden de schimmels gedetermineerd op basis van deze macroscopische eigenschappen en microscopische aspecten van de schimmelkolonies. Daartoe maakt men van stukjes schimmelkolonie microscopiepreparaten die voorzien worden van een kleurstof. De preparaten worden vervolgens beoordeeld op de aanwezigheid of afwezigheid van bepaalde structuren, zoals zogeheten macroconidia, microconidia, terminale chlamydosporen, en 'pectinate' of 'kamachtige' hyfen. Omdat de schimmels eerst moeten groeien en daarna nog gedetermineerd moeten worden, kan het soms langer dan een maand duren voordat de definitieve uitslag bekend is.

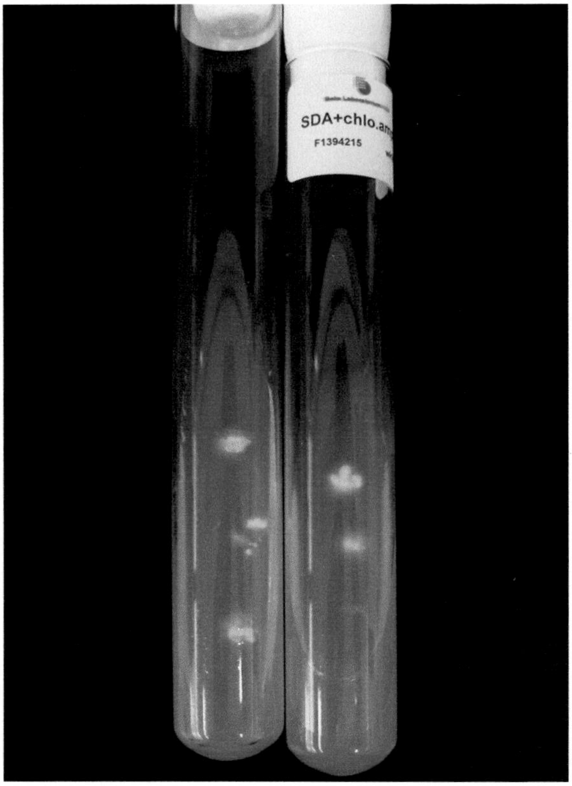

◘ Figuur 6.7   Nagelmateriaal geënt op een voedingsbodem met groei van een schimmel.

6.6   Moleculaire diagnostiek (PCR)

Moleculaire diagnostiek van schimmelinfecties is een relatief nieuw onderzoek dat niet in alle laboratoria wordt uitgevoerd. Het gaat daarbij om de zogeheten PCR, een afkorting van *polymerase chain reaction*, in het Nederlands: polymerase kettingreactie. Met de PCR-techniek kan DNA van schimmels in een monster van huidschilfers, nagels of haren vermenigvuldigd worden. Na deze 'amplificatie' moet het *target*-DNA (het doel-DNA, het DNA waarnaar men zoekt) gedetecteerd en geïdentificeerd worden, waarvoor verschillende methodes bestaan. Het complete proces van de PCR-reactie kan worden uitgevoerd in één gesloten proefbuisje en geautomatiseerd worden in een 'PCR-toestel'. Dit is een soort incubator die, volgens een vooraf geprogrammeerd schema, de temperatuur in de proefbuis laat variëren. De totale reactietijd om voldoende DNA te amplificeren bedraagt ongeveer twee tot vier uur. Er zijn toestellen beschikbaar waarin de PCR en de DNA-detectie in dezelfde proefbuis volledig automatisch verlopen.

Met de 'dermatofyten-PCR' wordt moleculair onderzoek verricht naar zes *targets*: dermatofyten-DNA algemeen, *Trichophyton rubrum*, *Trichophyton tonsurans*, *Trichophyton violaceum*, *Trichophyton interdigitale* en *Microsporum*-species. De uitslag voor al deze soorten en het dermatofyten-DNA algemeen (positief, negatief) is binnen twee à drie werkdagen bekend. In het geval van infectie met een *Epidermophyton*-species (bijvoorbeeld *E. floccosum*) kan het dermatofyten-DNA positief zijn en alle andere *targets* negatief. De zogeheten 'pan dermatofyten-PCR'-test detecteert de belangrijkste dermatofytengeslachten (*Trichophyton*, *Microsporum* en *Epidermophyton*), met aparte detectie van de meest voorkomende dermatofyten *Trichophyton rubrum* en *Trichophyton interdigitale*. Er zijn diverse testkits met verschillende DNA-*targets* beschikbaar.

Een groot voordeel van de PCR-test is de snelle uitslag binnen twee à drie werkdagen. Het wordt vaak voor huisartsen uitgevoerd, samen met een KOH-preparaat. Deze twee diagnostische tests samen hebben een zeer grote kans op positieve identificatie van een schimmelinfectie (hoge sensitiviteit). Een nadeel is dat ook niet-pathogene en dode schimmels worden aangetoond.

6.7 Histologisch onderzoek

Nagelmateriaal kan ook histologisch onderzocht worden. Er worden dan coupes gemaakt die gekleurd zijn met een schimmelspecifieke kleurstof zoals PAS (Periodic Acid-Schiff). Deze test op schimmels is veel vaker positief dan de schimmelkweek, waarvan bekend is dat die regelmatig fout-negatief is. Ook is histologie betrouwbaarder dan een KOH-preparaat. Vooral wanneer de patiënt al eerder met antimycotica is behandeld, heeft het histologisch onderzoek een hoge sensitiviteit in vergelijking met een KOH-preparaat en een kweek. Bovendien kan het aantonen of een schimmel invasief is of slechts debris (weefselafval) onder de nagel koloniseert. Met de PAS-kleuring wordt aangetoond dat er een schimmel in de nagel zit, maar niet welke schimmel (◘ figuur 6.8). Voor identificatie hiervan is een schimmelkweek nodig of – althans voor dermatofyten – een PCR-test. Helaas is histologisch onderzoek relatief duur en duurt het een week voor een uitslag bekend is.

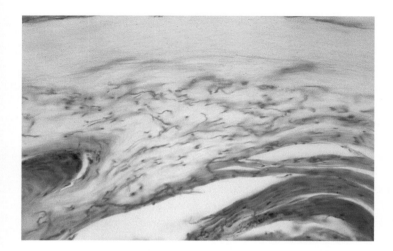

◘ **Figuur 6.8** Pathologisch-anatomisch preparaat van nagelmateriaal waarin talrijke schimmeldraden te zien zijn (PAS-kleuring 400x vergroot).

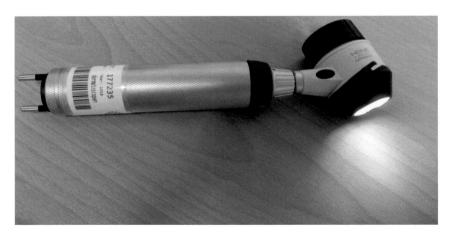

◨ **Figuur 6.9**   De dermatoscoop, een handzaam apparaat dat 10x vergroot en een ingebouwde lichtbron heeft.

6.8   Dermatoscopie van de nagels

De dermatoscoop is een handzaam apparaat dat op de huid gezet kan worden, 10x vergroot en een ingebouwde lichtbron heeft (◨ figuur 6.9). Hiermee kunnen allerlei structuren in de huid beter gevisualiseerd worden. Het apparaat wordt veel gebruikt door dermatologen, onder meer om een beginnend melanoom (*Voeten en Huid*, tweede editie, paragraaf 19.5) te onderscheiden van goedaardige gepigmenteerde afwijkingen. Sinds kort wordt de dermatoscoop ook ingezet voor de diagnostiek van onychomycose. Er zijn bepaalde kenmerken die vaak gezien worden bij een schimmelinfectie, waaronder parallel lopende witte strepen die op een karakteristieke manier eindigen. Deze vorm van diagnostiek staat echter nog in de kinderschoenen en zal ook op termijn de bestaande diagnostische tests niet kunnen vervangen, hoogstens de diagnose onychomycose enigszins kunnen ondersteunen.

6.9   Confocale laser scanning microscopie

Confocale laser scanning microscopie (CLSM) is een recent in de belangstelling gekomen techniek (◨ figuur 6.10). Met een confocale laser scanning-microscoop kunnen levende weefsels bekeken worden met details tot op cellulair niveau, vergelijkbaar met histologisch onderzoek. Bij het onderzoeken van met schimmels geïnfecteerde huid en nagels worden heldere draadvormige en vertakte structuren (mycelia) of ronde structuren (arthroconidia, sporen) gezien. Het onderzoek met een recent geïntroduceerde *handheld* microscoop, die direct door de onderzoeker op de huid of de nagels van de patiënt geplaatst kan worden, duurt vijf minuten en is pijnloos.

In een groep van 22 patiënten met bewezen schimmelinfectie van de huid van de voeten (tinea pedis) werden bij 14 (64%) de draadvormige en vertakte structuren gezien.

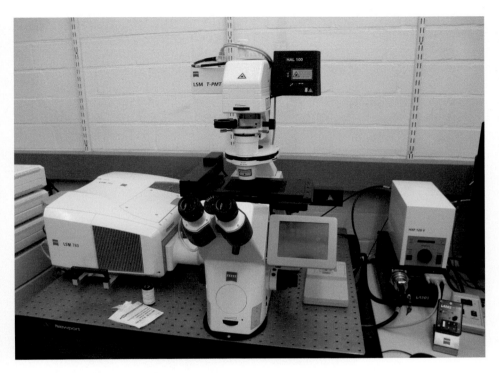

Figuur 6.10   Confocale laser scanning-microscoop.

In andere studies waren de resultaten van CLSM van de huid beter, maar dat betrof schimmelinfecties elders op het lichaam of gevallen van tinea incognito (▶ H. 5), waarin vaak heel veel schimmeldraden aanwezig zijn.

Een positieve bevinding in nagels (structuren lijkend op mycelium of sporen) duidt in 90% van de gevallen inderdaad op een schimmelinfectie. Vervolgens moet nog gekweekt worden om de verwekker te identificeren. Helaas bleek de sensitiviteit in een onderzoek bij 17 patiënten met onychomycosen (bewezen door zowel een positieve KOH als een positieve kweek) slechts ongeveer 50%. Dit betekent dat het onderzoek met de confocale laser scanning-microscoop in bijna de helft van de infecties negatief (en dus fout-negatief) uitvalt. Op dit moment kan de confocale laser scanning-microscoop dus niet als enige test gebruikt worden. Bij een negatieve bevinding moet alsnog verder diagnostisch onderzoek gedaan worden (KOH, PCR, kweek, histologie). Overigens is in enkele studies een hogere sensitiviteit gevonden.

Confocale laser scanning microscopie zou een veelbelovende techniek kunnen worden om schimmelinfecties van huid en nagels aan te tonen. Voordelen zijn snelheid, patiëntvriendelijkheid en gemak. Nadelen zijn – althans op dit moment – de geringe sensitiviteit (infecties worden te vaak gemist) en de hoge kosten van de apparatuur.

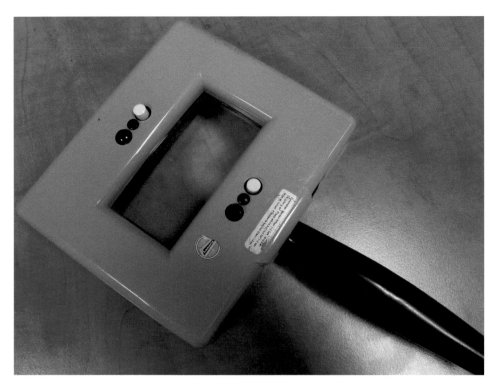

◩ **Figuur 6.11**   Woodlamp.

6.10   Onderzoek met de woodlamp

De woodlamp wordt door dermatologen gebruikt voor de diagnostiek van sommige schimmelinfecties, met name die van de haren (trichomycosen). De woodlamp (ook wel *blacklight* genoemd) is een lamp die ultraviolette straling uitzendt met een golflengte tussen 330 en 365 nm (◩ figuur 6.11).

Trichomycosen veroorzaakt door bepaalde schimmels fluoresceren in het donker onder licht van deze golflengtes. Zo kleuren *Microsporum canis* en *Microsporum audouinii* helder geelgroen en *Trichophyton schoenleinii* lichtgroen wanneer deze op de huid groeien. Ook *Trichophyton verrucosum* kan een groene oplichting geven, maar *Trichophyton tonsurans* fluoresceert niet. Voorwaarde voor betrouwbaar onderzoek met de woodlamp is dat het in een donkere ruimte plaatsvindt. Een nadeel van dit onderzoek is dat resten van crèmes of zalven ook oplichten onder de lamp en dat de huid ook kan verkleuren wanneer de patiënt tetracyclinen (antibiotica) gebruikt.

De woodlamp is daarnaast een belangrijk hulpmiddel voor de differentiële diagnostiek van op schimmel lijkende afwijkingen tussen de tenen (tinea pedis interdigitalis). Een oppervlakkige bacteriële infectie genaamd erythrasma kan tussen de tenen het beeld geven van schilfering, eventueel met enige maceratie, dat klinisch niet te onderscheiden is van tinea pedis interdigitalis. Wanneer de laesies beschenen worden met de woodlamp, zullen ze paarsig-rood (koraalrood) fluoresceren. De fluorescentie is afkomstig van porfyrinen die afgescheiden worden door de bacterie die erythrasma veroorzaakt, *Corynebacterium minutissimum*.

Ook interdigitale (super)infecties met de gramnegatieve bacterie *Pseudomonas aeruginosa* kunnen met de woodlamp worden gedetecteerd: ze zullen geelgroen oplichten.

Geraadpleegde literatuur

1. Klatte JL, van der Beek N, Kemperman PM. 100 years of Wood's lamp revised. JEADV 2015;29: 842–847
2. Navarrete-Dechent C, Bajaj S, Marghoob AA, Marchetti MA. Rapid diagnosis of tinea incognito using handheld reflectance confocal microscopy: a paradigm shift in dermatology? Mycoses 2015;58:383–386
3. Tsunemi Y, Takehara K, Oe M, Sanada H, Kawashima M. Diagnostic accuracy of tinea unguium based on clinical observation. J Dermatol 2015;42:221–222
4. Jesús-Silva MA, Fernández-Martínez R, Roldán-Marín R, Arenas R. Dermoscopic patterns in patients with a clinical diagnosis of onychomycosis – results of a prospective study including data of potassium hydroxide (KOH) and culture examination. Dermatol Pract Concept 2015;5:39–44
5. Nenoff P, Krüger C, Schaller J, Ginter-Hanselmayer G, Schulte-Beerbühl R, Tietz HJ. Mycology – an update part 2: dermatomycoses: clinical picture and diagnostics. J Dtsch Dermatol Ges 2014;12:749–777
6. Pharaon M, Gari-Toussaint M, Khemis A, Zorzi K, Petit L, Martel P, et al. Diagnosis and treatment monitoring of toenail onychomycosis by reflectance confocal microscopy: prospective cohort study in 58 patients. J Am Acad Dermatol 2014;71:56–61
7. Verrier J, Krähenbühl L, Bontems O, Fratti M, Salamin K, Monod M. Dermatophyte identification in skin and hair samples using a sample and reliable nested polymerase chain reaction assay. Br J Dermatol 2013;168:295–301
8. Hui D, Xue-cheng S, Ai-e X. Evaluation of reflectance confocal microscopy in dermatophytosis. Mycoses 2013;56:130–133
9. Gräser Y, Czaika V, Ohst T. Diagnostic PCR of dermatophytes – an overview. J Dtsch Dermatol Ges 2012;10:721–726
10. Wilsmann-Theis D, Sareika F, Bieber T, Schmid-Wendtner M-H, Wenzel J. New reasons for histopathological nail-clipping examination in the diagnosis of onychomycosis. JEADV 2011;25:235–237
11. Baran R, Dawber RPR, de Berker DAR, Haneke E, Tosti A, redactie. Baran and Dawber's diseases of the nails and their management. Oxford, Verenigd Koninkrijk: Blackwell Science, 2001:129–159

Lokale medicamenteuze therapie

7.1   Lokale medicamenteuze therapie

Schimmelinfecties aan de huid van de voeten die een beperkte uitbreiding hebben en niet ernstig zijn, kunnen behandeld worden met geneesmiddelen in bijvoorbeeld een crème, spray of lotion – de lokale antimycotica. Alvorens een behandeling in te zetten, moet bij voorkeur eerst de diagnose zijn bevestigd door het aantonen van de schimmel in een KOH-preparaat van huidschilfers, door een schimmelkweek of een PCR (▶ par. 6.2). De bekendste lokale antimycotica zijn de zogeheten imidazolen: bifonazol, clotrimazol, econazol, ketoconazol, miconazol en sulconazol. Dit zijn breedspectrum-antimycotica, dat wil zeggen dat ze zowel werkzaam zijn tegen dermatofyten als tegen gisten zoals *Candida*-species. Ook ciclopirox (een hydroxypiridonderivaat) en terbinafine (een allylamine) hebben een breedspectrum-effectiviteit. De lokale antimycotica, die in september 2015 stonden opgenomen in het *Farmacotherapeutisch Kompas*, zijn opgesomd in ◘ tabel 7.1 met hun merk- of commerciële namen, toedieningsvormen en sterktes. In het *Farmacotherapeutisch Kompas* staan alle in Nederland verkrijgbare geneesmiddelen die geregistreerd staan als 'geneesmiddelen voor mensen' bij het College ter Beoordeling van Geneesmiddelen (CBG) of de European Medicines Agency (EMA).

◘ Tabel 7.1 Lokale breedspectrum-antimycotica [a]

naam	merknaam / commerciële naam	toedieningsvormen en sterkte
bifonazol	Mycospor	crème (1%)
ciclopirox	Loprox	hydrofiele crème (1%)
clotrimazol	Canesten, clotrimazolcrème [c]	hydrofiele crème [b,d] (1%)
econazol	Pevaryl [e]	crème, huidspray, smeersel (1%)
ketoconazol	Nizoral, ketoconazolcrème [c]	crème (2%)
miconazol [f]	Daktarin, Dermacure, miconazolcrème [c], miconazol-strooipoeder [c], FNA-preparaten	hydrofiele crème [b,d], applicatievloeistof [b,d], strooi-poeder [b,d], zalf FNA [b], zinkoxidekalkwater FNA, zink-oxidesmeersel, FNA [b] (2%)
sulconazol	Myk	hydrofiele crème [b,d], lotion (1%)
terbinafine	Lamisil, terbinafinecrème [c]	crème [b,d], huidspray [b,d], oplossing [b,d], gel 'DermGel' (1%)

[a] gegevens afkomstig van het *Farmacotherapeutisch Kompas* (▶ https://www.farmacotherapeutischkompas.nl)
[b] niet opgenomen in het geneesmiddelvergoedingssysteem
[c] merkloos, kan door diverse fabrikanten worden geproduceerd
[d] kan zonder recept verkregen worden bij de apotheek, drogist of andere winkels (zelfzorgmiddel)
[e] in Nederland sinds 31 december 2014 niet meer beschikbaar als geneesmiddel, wel als zelfzorgmiddel (zie [d])
[f] bij het gebruik van bloedverdunnende medicijnen moet de bloedstolling gecontroleerd worden
FNA: preparaten vervaardigd door de fabrikant/apotheek volgens het *Formularium Nederlandse Apothekers*

Andere lokale antischimmelmiddelen die in het *Farmacotherapeutisch Kompas* genoemd worden zijn gentiaanvioletoplossing-1% FNA en benzoëzuur-salicylzuurcrème FNA/zalf FNA. Het laatstgenoemde middel heeft slechts een zwakke antimycotische werking en is niet effectief bij eventuele menginfecties met gisten zoals *Candida*. Gentiaanviolet (synoniem: methylrosaniline) is effectief tegen gisten, maar geeft een donkerpaarse verkleuring van de huid en vlekken in kleding en linnengoed. Daarom wordt dit middel alleen gebruikt bij *Candida*-infecties die onvoldoende reageren op breedspectrum-antimycotica.

Preparaten met de antimycotische geneesmiddelen tioconazol, naftifine, tolnaftaat en amorolfine zijn in Nederland niet opgenomen in het *Farmacotherapeutisch Kompas* en er is geen handelsvergunning voor afgegeven (▶ www.geneesmiddeleninformatiebank.nl). Amorolfine is echter wel online verkrijgbaar in een concentratie van 5% in nagellak (Loceryl®). Er is ook een nagellak met 8% ciclopirox olamine (Mycosten®), die niet geregistreerd, maar wel online beschikbaar is. De crème Puur Vera Voetschimmelcrème, die enige populariteit onder pedicures lijkt te hebben, bevat tolnaftaat (concentratie ons onbekend).

7.2 Lokale medicamenteuze therapie bij schimmelinfecties aan de huid

Schimmelinfecties aan de huid van de voeten zonder ontstekingsverschijnselen (zoals roodheid, oedeem, blaasjes, blaren) en met beperkte uitbreiding worden meestal behandeld met een van de imidazolen, die één- à tweemaal daags (afhankelijk van het middel) worden aangebracht. Er is geen duidelijk verschil gevonden in werkzaamheid tussen de imidazolen onderling. Preparaten met ciclopirox en terbinafine zijn echter wat effectiever. Ciclopirox heeft ook antibacteriële en anti-*Candida*-activiteit en is dus geschikt bij (vermoeden op) superinfecties met bacteriën of gisten. De behandeling met het preparaat van keuze wordt gecontinueerd tot ongeveer een week na genezing. De duur varieert van twee tot zes weken, bij terbinafinecrème korter. Het is aan te bevelen om tevens miconazol-strooipoeder in de sokken en schoenen aan te brengen om te voorkomen dat na genezing een hernieuwde infectie (herinfectie, re-infectie) vanuit daar aanwezige schimmelsporen ontstaat. Bij milde ontstekingsverschijnselen kan eerst tijdelijk lokaal behandeld worden met miconazol/hydrocortisoncrème, dat 1% van het corticosteroïd (bijnierschorshormoon) hydrocortisonacetaat bevat en dat een ontstekingsremmende (anti-inflammatoire) werking heeft.

7.3 Lokale therapie in combinatie met orale therapie

In een aantal situaties is lokale behandeling *alleen* (als monotherapie) onvoldoende en wordt, naast lokale therapie, behandeld met een oraal antimycoticum (terbinafine-tabletten of itraconazol-capsules):

- lokale therapie alleen is niet effectief;
- na lokale therapie treedt snel een recidief op;
- bij uitgebreide schimmelinfecties aan de huid, vooral van het 'mocassin-type' (▶ par. 3.2);

- bij sterk inflammatoire mycosen, zeker in het geval van een mykide (▶ par. 3.2);
- bij diepere infecties met inflammatoire papels en noduli;
- bij schimmelinfecties aan de nagels (onychomycosen) (▶ par. 4.2).

7.4   Schimmelinfecties aan de nagels

Schimmelinfecties aan de nagels worden bijna altijd behandeld met terbinafine-tabletten of itraconazol-capsules (▶ par. 4.6), omdat lokale therapie *alleen* zelden voldoende effectief is. Een mogelijke uitzondering is de behandeling van oppervlakkige witte onychomycose en zeer beperkte distale onychomycose (▶ par. 4.2), waarbij monotherapie met amorolfine-nagellak (Loceryl®) (◘ figuur 7.1) of ciclopirox olamine-nagellak (Mycosten®) in maximaal 25-50% van de gevallen effectief zou zijn. Dit geldt bij gedeeltelijke aantasting van één of enkele nagels. Zijn meerdere nagels aangedaan, dan daalt de kans op genezing met deze nagellakken als enige therapie snel. Bij kinderen is de kans op succes groter, doordat zij dunnere en sneller groeiende nagels hebben.

Toevoeging van lokale behandeling aan orale therapie voor onychomycose kan het succespercentage daarvan verhogen. Er zijn in Nederland diverse producten voor lokaal gebruik vrij verkrijgbaar, waarvan de fabrikant effectiviteit bij schimmelinfecties aan de nagels claimt. Dit onderwerp wordt besproken in ▶ par. 4.6.4.

Aanvullende gegevens over de behandeling van schimmelinfecties kunnen worden gevonden in ▶ H. 3 (tinea pedis), ▶ H. 4 (onychomycose), ▶ H. 8 (orale medicamenteuze therapie) en ▶ H. 9 (niet-medicamenteuze behandelingen).

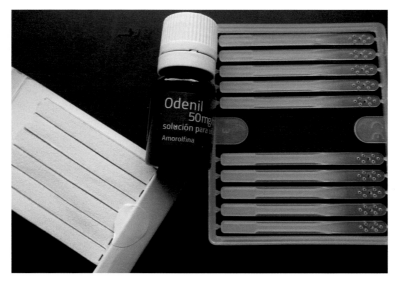

◘ **Figuur 7.1**   Amorolfine-nagellak kan bij beperkte oppervlakkige schimmelinfecties van de nagel toegepast worden.

Geraadpleegde literatuur

1. Farmacotherapeutisch Kompas. ▶ https://www.farmacotherapeutischkompas.nl
2. Feldstein S, Totri C, Fallon Friedlander S. Antifungal therapy for onychomycosis in children. Clin Dermatol 2015;33:333–339
3. Nenoff P, Krüger C, Paasch U, Ginter-Hanselmayer G. Mycology – an update Part 3: Dermato-mycoses: topical and systemic therapy. J Dtsch Dermatol Ges 2015;13:387–410
4. Gupta AK, Daigle D, Foley KA. Topical therapy for toenail onychomycosis: An evidence-based review. Am J Clin Dermatol 2014;15:489–502
5. Gupta AK, Paquet M. Improved efficacy in onychomycosis therapy. Clin Dermatol 2013;31:555-563
6. Rotta I, Sanchez A, Gonçalves PR, Otuki MF, Correr CJ. Efficacy and safety of topical antifungals in the treatment of dermatomycosis: a systematic review. Br J Dermatol 2012;166:927-933
7. Burns T, Breathnach S, Cox N, Griffiths C, redactie. Rook's textbook of dermatology, achtste druk. Oxford, Verenigd Koninkrijk: Blackwell Publishing, 2010:36.5–36.69
8. Baran R, Dawber RPR, de Berker DAR, Haneke E, Tosti A, redactie. Baran and Dawber's diseases of the nails and their management. Oxford, Verenigd Koninkrijk: Blackwell Science, 2001:129–159

Orale medicamenteuze therapie

Orale medicamenteuze therapie is een behandeling die oraal (via de mond) wordt toegepast, in de vorm van bijvoorbeeld tabletten, capsules of een drankje.

8.1   Indicaties voor behandeling met orale antimycotica

Veel schimmelinfecties aan de voeten kunnen eerst behandeld worden met lokale therapie (► H. 7). Orale behandeling, (bijna) altijd in combinatie met lokale antimycotica, komt in aanmerking (is geïndiceerd) in de volgende omstandigheden:

- wanneer de lokale therapie *alleen* (als monotherapie) onvoldoende effectief is;
- bij frequente recidieven (de schimmelinfectie komt terug na genezing);
- bij uitgebreide oppervlakkige schimmelinfecties van de voeten van het 'mocassin-type' (► par. 3.2) (🔲 figuur 8.1);
- bij schimmelinfecties met ontstekingsverschijnselen (inflammatoire mycosen) zoals erytheem, oedeem, blaasjes en blaren, zeker in het geval van een mykide (► par. 3.2);
- bij diepere infecties met inflammatoire papels en noduli;
- bij onychomycosen, schimmelinfecties aan de nagels (► par. 4.2).

Alvorens een behandeling met antimycotica in te zetten, moet bij voorkeur eerst de diagnose zijn bevestigd door het aantonen van de schimmel in een KOH-preparaat van huidschilfers, een dermatofyten-PCR, PAS-kleuring van nagelmateriaal of door middel van een schimmelkweek (► par. 6.2). Een schimmelkweek is zeker bij onychomycose aan te bevelen, omdat de behandeling afhankelijk is van de schimmels die geïdentificeerd worden. Bovendien kunnen orale middelen – soms ernstige – bijwerkingen veroorzaken en moeten ze in het geval van onychomycose maandenlang geslikt worden. Wij vinden het daarom niet verantwoord om patiënten hiermee te gaan behandelen voordat de diagnose schimmelinfectie met zekerheid gesteld is.

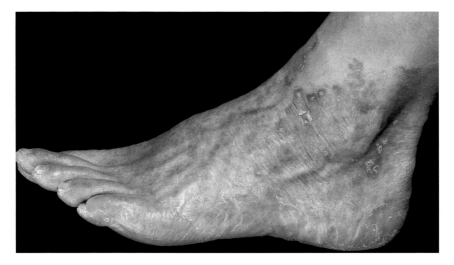

🔲 **Figuur 8.1**   Voor de behandeling van uitgebreide schimmelinfecties aan de voeten zijn orale antimycotica geïndiceerd.

8.2 Orale antimycotica

Er zijn in Nederland vier orale antimycotica die zijn opgenomen in het *Farmacothera-peutisch Kompas* voor behandeling van schimmelinfecties aan de huid van de voeten en de nagels: terbinafine, itraconazol, fluconazol en griseofulvine. In het *Farmacotherapeutisch Kompas* staan alle in Nederland verkrijgbare geneesmiddelen die geregistreerd staan als 'geneesmiddelen voor mensen' bij het College ter Beoordeling van Geneesmiddelen (CBG) of de European Medicines Agency (EMA). Fluconazol (Diflucan®, fluconazol merkloos), een middel dat vooral toegepast wordt voor de behandeling van *Candida*-infecties van de slijmvliezen en invasieve candidiasis, is weliswaar geregistreerd voor dermatomycose van de voeten en schimmelnagels, maar alleen wanneer andere middelen niet geschikt zijn. Bovendien is het veel minder effectief bij onychomycose dan terbinafine en itraconazol. Fluconazol wordt daarom in Nederland nagenoeg nooit gebruikt bij schimmelinfecties aan de voeten. Griseofulvine is het oudste orale antimycoticum dat nog geregistreerd is en is beschikbaar als orale suspensie. Het is echter aanzienlijk minder effectief dan terbinafine en itraconazol en heeft veel bijwerkingen, zodat het nagenoeg nooit meer gebruikt wordt. Alleen bij tinea capitis (schimmelinfectie van het behaarde hoofd), die in feite alleen bij kinderen voorkomt, wordt het soms nog toegepast. Keto-conazol werd vroeger veel gebruikt, maar veroorzaakte hepatitis bij 1 op de 10.000 patiën-ten. Het is niet meer opgenomen in het *Farmacotherapeutisch Kompas*, maar is opmerke-lijk genoeg nog wel verkrijgbaar. Als geschikte orale antimycotica voor schimmelinfecties aan de voeten komen dus feitelijk alleen terbinafine en itraconazol in aanmerking.

8.2.1 Terbinafine

Terbinafine is een allylamine dat de groei van schimmels remt door de aanmaak van ergosterol in de celwand te verhinderen. Het doet dat door het enzym squaleenepoxidase in een vroege stap in het proces van ergosterolsynthese te remmen. Behandeling met terbinafine resulteert in ophoping in de schimmelcellen van squaleen, een stof die toxisch is voor schimmels en resulteert in een snelle dood daarvan. Terbinafine heeft dus een snelle fungicide (schimmeldodende) werking en al bij zeer lage concentraties in de weef-sels. Er zijn bovendien aanwijzingen dat terbinafine eraan bijdraagt dat de cellulaire immuniteit, die verminderd is bij chronische schimmelinfecties, zich herstelt, wat de ge-nezing bevordert.

Het geneesmiddel kan binnen een week na starten van een behandeling in de nagel worden aangetoond. Dit betekent dat het de nagelplaat niet alleen bereikt via de nagel-matrix (inbouw in nieuwgevormde nagel), maar ook via de bloedvaten in het nagelbed. Terbinafine is lipofiel ('vetminnend', door vet aangetrokken, in vet oplosbaar) en heeft een hoge affiniteit (aantrekkingskracht) tot gekeratiniseerde weefsels zoals de hoornlaag van de huid, de haren en nagels. Het middel hecht zich aan het lipofiele cytoplasma van keratinocyten in de nagelplaat, waardoor geleidelijk hogere concentraties van terbinafine in de nagel worden opgebouwd die lang aanwezig blijven. Na een kuur van twaalf weken zal er nog dertig weken lang een therapeutische concentratie van het antimycoticum in de

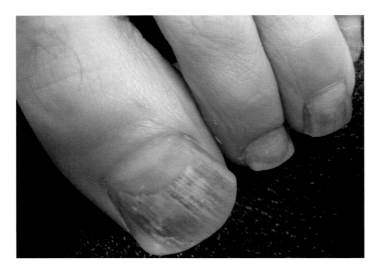

◙ **Figuur 8.2**   Onychomycose, die gedurende twee maanden behandeld is met terbinafine. De nagel is proximaal gedeeltelijk normaal uitgegroeid maar nog niet genezen; de verwachting is dat deze normaal zal uitgroeien door de langdurige aanwezigheid van terbinafine in de nagelplaat.

nagel aanwezig blijven, wat bijdraagt aan de effectiviteit en de kans op een snel recidief vermindert (◙ figuur 8.2).

Terbinafine wordt door diverse fabrikanten als merkloos preparaat op de markt gebracht in de vorm van tabletten van 250 mg. De tabletten hebben een breukstreep, zodat kan worden gedoseerd per 125 mg. Het werkingsspectrum van terbinafine, de dosering en de behandelduur zijn samengevat in het kader in de volgende paragraaf. Vaak optredende bijwerkingen van terbinafine (bij meer dan 10% van de ermee behandelde patiënten) zijn maag-darmstoornissen (opgeblazen gevoel, maagklachten, misselijkheid, buikpijn, diarree, verminderde eetlust), gewrichtspijn, spierpijn (vaak als onderdeel van een allergische huidreactie) en huidreacties zoals erytheem (roodheid) en urticaria (netelroos, galbulten). Bij 1–10% wordt hoofdpijn, vermoeidheid en malaise (algeheel onwel bevinden) gezien. Soms (0,1-1%) treden gedeeltelijk of geheel verlies van smaakvermogen op, lichtgevoeligheid of door zonlicht veroorzaakte huidafwijkingen. Het smaakverlies verdwijnt na staken van de terbinafine meestal binnen enkele weken tot maanden. Zeldzame ernstige bijwerkingen zijn onder meer hepatitis (leverontsteking), anafylactische reacties (gegeneraliseerde overgevoeligheidsreacties), systemische lupus erythematodes (*Voeten en huid*, tweede editie, paragraaf 13.1) (◙ figuur 8.3), toxische epidermale necrolyse (*Voeten en huid*, tweede editie, paragraaf 20.6), onderdrukking van het beenmerg en pancreatitis (ontsteking van de alvleesklier) (gegevens afkomstig van het *Farmacotherapeutisch Kompas*, ▶ https://www.farmacotherapeutischkompas.nl). Incidenteel wordt een duidelijke verergering gezien van psoriasis bij patiënten die daaraan lijden (◙ figuur 8.4) en die – al dan niet terecht – in verband met verdenking op onychomycose behandeld worden met terbinafine (◙ figuur 8.5).

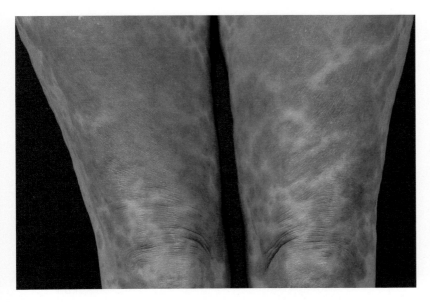

◘ **Figuur 8.3** Systemische lupus erythematodes, geprovoceerd door een behandeling met terbinafine voor onychomycose.

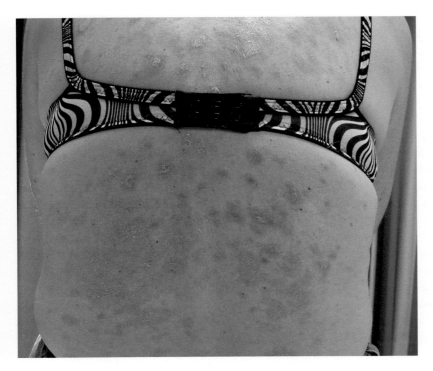

◘ **Figuur 8.4** Uitgebreide eruptie van psoriasis, ontstaan als gevolg van een behandeling met terbinafine voor vermeende schimmelnagels (zie ◘ figuur 8.5).

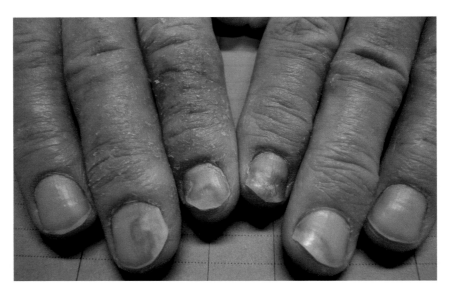

Figuur 8.5   Psoriasisnagels worden soms aangezien voor schimmelnagels en ten onrechte behandeld met terbinafine (dezelfde patiënte als in ◻ figuur 8.4).

8.2.2   Itraconazol

Itraconazol is een triazool-derivaat dat, net als terbinafine, de groei van schimmels remt door de aanmaak van ergosterol in de celwand te verhinderen. Het doet dit door de omzetting van lanosterol in ergosterol te blokkeren. Behandeling met itraconazol resulteert in lekkage van de celmembraan. Daardoor stopt het organisme met reproductie en gaat langzaam dood. Itraconazol heeft een fungistatische (groeiremmende) werking. Het geneesmiddel kan binnen een week na starten van een behandeling in de nagel worden aangetoond. Dit betekent dat het de nagelplaat niet alleen bereikt via de nagelmatrix (inbouw in nieuwgevormde nagel), maar ook via de bloedvaten in het nagelbed.

Itraconazol is lipofiel ('vetminnend', door vet aangetrokken, in vet oplosbaar) en heeft een hoge affiniteit (aantrekkingskracht) tot gekeratiniseerde weefsels zoals de hoornlaag van de huid, de haren en nagels. Het middel hecht zich aan het lipofiele cytoplasma van keratinocyten in de nagelplaat, waardoor geleidelijk hogere concentraties van itraconazol in de nagel worden opgebouwd die lang aanwezig blijven. Na een kuur van drie maanden kan er nog wel zes maanden lang een therapeutische concentratie van het antimycoticum in de nagel aanwezig blijven, wat bijdraagt aan de effectiviteit en de kans op een snel recidief vermindert.

Itraconazol wordt als merkpreparaat (Trisporal®) en door diverse fabrikanten als merkloos preparaat op de markt gebracht in de vorm van capsules van 100 mg. Er is ook een Trisporal-drank, maar die wordt niet voor schimmelinfecties aan de voeten gebruikt. Het werkingsspectrum van itraconazol, de dosering en de behandelduur zijn samengevat in het volgende kader. Itraconazol kan voor onychomycosen op twee manieren worden toegepast: als pulstherapie of continu-therapie. Een puls bestaat uit toediening van itraconazol 200 mg 2dd gedurende een week, gevolgd door drie medicatievrije weken. Er worden in totaal drie pulsen gegeven. Bij de continu-therapie krijgt de patiënt 2 capsules 1dd gedurende drie maanden. Voordeel van de pulstherapie is dat de totale hoeveelheid itraconazol de helft is van die van de continu-therapie. Ook zijn er telkens drie weken waarin geen medicijnen hoeven te worden ingenomen, wat de therapietrouw kan bevorderen. Anderzijds kan het onregelmatige schema tot fouten leiden. De effectiviteit van puls- en continu-therapie zijn vergelijkbaar.

Bij 1-10% van de patiënten die met itraconazol worden behandeld worden bijwerkingen van itraconazol gezien zoals hoofdpijn, misselijkheid, braken, buikpijn, diarree, smaakstoornis, stijging van leverenzymwaarden, huiduitslag, kortademigheid of koorts. Minder frequent (bij 0,1-1% van de behandelingen) zijn de volgende bijwerkingen gemeld: hypokaliëmie (te laag kaliumgehalte in het bloed), duizeligheid, zenuwbeschadiging, gezichtsstoornissen zoals troebel zicht en dubbelzien, maagklachten, obstipatie, hepatitis (leverontsteking), hyperbilirubinemie (verhoogd bilirubine in het bloed, een afbraakproduct van hemoglobine, het belangrijkste bestanddeel van rode bloedcellen), jeuk, oedeem en vermindering van witte bloedcellen en van bloedplaatjes.

Zeldzame ernstige bijwerkingen zijn onder meer blijvend gehoorverlies, hartfalen, longoedeem, acuut leverfalen, pancreatitis (ontsteking van de alvleesklier), anafylactische reactie (een gegeneraliseerde overgevoeligheidsreactie) en toxische epidermale necrolyse (*Voeten en huid*, tweede editie, paragraaf 20.6) (gegevens afkomstig van het *Farmacotherapeutisch Kompas*, ► https://www.farmacotherapeutischkompas.nl).

Een nadeel van itraconazol ten opzichte van terbinafine is, dat het met vele andere geneesmiddelen interacties kan aangaan en derhalve daarmee niet gecombineerd kan worden. Daardoor is itraconazol vooral bij ouderen minder goed inzetbaar.

Werkingsspectrum, dosering en duur van behandeling met de orale antimycotica terbinafine en itraconazol

Terbinafine (tablet 250 mg)
Werkingsspectrum:
- fungicide (schimmeldodend) tegen dermatofyten;
- fungicide of fungistatisch (schimmelgroeiremmend) tegen gisten, afhankelijk van de soort.

Dosering:
- volwassenen en kinderen > 40 kg: 250 mg 1dd;
- kinderen van 2 jaar en ouder én met een gewicht van 20-40 kg: 125 mg 1dd.

Behandelduur:
- schimmelinfectie van de voeten: 2–6 weken;
- onychomycose van de tenen: 12-16 weken (of langer, tot een half jaar of langer bij langzame nagelgroei).

Itraconazol (capsule 100 mg)

Werkingsspectrum:

- zeer breed spectrum: dermatofyten, gisten waaronder *Candida*-species en vele andere schimmelsoorten.

Dosering en behandelduur:

- schimmelinfectie aan de voeten: 100 mg 1dd gedurende 4 weken;
- onychomycose:
    - pulstherapie: een puls bestaat uit 200 mg 2dd gedurende een week, gevolgd door drie medicatievrije weken; er worden in totaal drie pulsen gegeven;
    - continu-therapie: 200 mg 1dd gedurende drie maanden.

8.2.3   Keuze voor terbinafine of itraconazol

Onychomycose wordt bijna *altijd* behandeld met orale antimycotica. Terbinafine is fungicide (doodt de schimmels), terwijl itraconazol fungistatisch is, het remt de groei. Daarom is terbinafine al bij veel lagere concentraties werkzamer dan itraconazol. Terbinafine is dan ook effectiever dan itraconazol in het geval van schimmelinfecties aan de nagels door dermatofyten en verdient daarbij de voorkeur. Wanneer de infectie (mede) veroorzaakt wordt door gisten zoals *Candida albicans* of *Candida parapsilosis*, dan is itraconazol de betere keuze. Dit is een belangrijke reden dat bij onychomycose bij voorkeur een schimmelkweek gedaan moet worden om de verwekkers te identificeren. Overigens komt een *Candida*-infectie van de nagels vooral aan de handen voor, veel minder aan de voeten.

Aanvullende gegevens over de behandeling van schimmelinfecties kunnen worden gevonden in ▶ H. 3 (tinea pedis), ▶ H. 4 (onychomycose), ▶ H. 7 (lokale medicamenteuze therapie) en ▶ H. 9 (niet-medicamenteuze behandelingen).

Geraadpleegde literatuur

1. Farmacotherapeutisch Kompas: ▶ https://www.farmacotherapeutischkompas.nl
2. Coelho de Sá D, Botto Lamas AP, Tosti A. Oral therapy for onychomycosis: an evidence-based review. Am J Clin Dermatol 2014;15:17–36
3. Nenoff P, Krüger C, Paasch U, Ginter-Hanselmayer G. Mycology – an update Part 3: Dermatomycoses: topical and systemic therapy. J Dtsch Dermatol Ges 2015;13:387–410
4. Ameen M, Lear JT, Madan V, Mohd Mustapa MF, Richardson M. British Association of Dermatologists' guidelines for the management of onychomycosis 2014. Br J Dermatol 2014;171:937–958
5. Bell-Syer SE, Khan SM, Torgerson DJ. Oral treatments for fungal infections of the skin of the foot. Cochrane Database Syst Rev 2012;17:10:CD003584.

6. Burns T, Breathnach S, Cox N, Griffiths C, redactie. Rook's textbook of dermatology, achtste druk. Oxford, Verenigd Koninktijk: Blackwell Publishing, 2010:36.5–36.69

7. Leyden J. Pharmacokinetics and pharmacology of terbinafine and itraconazole. J Am Acad Dermatol 1998;38(5 Pt. 3):S42–S47

Niet-medicamenteuze behandelingen van onychomycose

Tot de niet-medicamenteuze behandelingen van onychomycosen behoren de relatief nieuwe fotodynamische therapie en laserbehandeling, en mechanische of chemische verwijdering van (delen van) de nagel.

9.1   Fotodynamische therapie

Fotodynamische therapie van de nagels, door sommigen aangeduid als fotodynamische antimicrobiële chemotherapie (PACT), werd voor het eerst beschreven in 2008. Eerst worden de geïnfecteerde nagels behandeld met 40% ureumzalf om ze zo veel mogelijk te verwijderen. Een alternatief is om lijnvormige schimmelverkleuringen, hyperkeratosen en dermatofytomen (grote schimmelmassa's in en onder de nagel) zo veel mogelijk weg te schuren of te frezen (■ figuur 9.1 en ■ figuur 9.2). Daarna wordt een lichtgevoelige stof zoals aminolevulinezuur, methylaminolevulinaat, methyleenblauw of toluïdineblauw aangebracht op de met schimmels geïnfecteerde nagels (■ figuur 9.3). Na enige tijd worden deze bestraald met rood licht van 570-670 nanometer (meestal 630 nm) (■ figuur 9.4). Deze behandeling wordt een aantal keren herhaald (■ figuur 9.4, ■ figuur 9.5 en ■ figuur 9.6). Door de bestraling wordt de lichtgevoelige stof geactiveerd, dat wil zeggen dat het overgaat van zijn 'grondstaat' naar zijn 'geëxciteerde' staat. Wanneer de stof weer teruggaat naar zijn grondstaat, komt energie vrij, die wordt overgebracht op zuurstofmoleculen. Daardoor ontstaan vrije zuurstofradicalen die de schimmels doden. Mogelijke bijwerkingen zijn pijn en branderigheid gedurende de behandeling, erytheem, oedeem en blaasjes in het nagelbed. Deze bijwerkingen verdwijnen binnen één à twee weken vanzelf.

Er is nog relatief weinig ervaring met deze therapie en de optimale waarden voor de behandelparameters (wijze van voorbehandelen, aard en concentratie van lichtgevoelige stof, lichtbron, golflengte, inwerktijd vóór de bestraling, hoeveelheid energie per behandelsessie, aantal behandelingen, behandelfrequentie), zijn onbekend. In een studie met

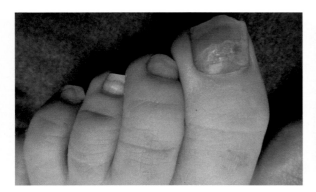

■ **Figuur 9.1**   Onychomycose van de grote teen vóór behandeling met fotodynamische therapie.

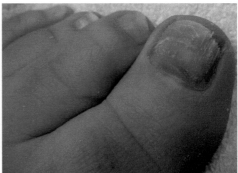

■ **Figuur 9.2**   De nagel na het zo veel mogelijk wegfrezen van het aangetaste gedeelte.

veertig patiënten was er een genezingspercentage van 90% na twaalf maanden. In een ander onderzoek was er zelfs 100% genezing bij elf patiënten met milde tot matige onychomycose. Van elf andere patiënten met ernstige onychomycose waren er zeven genezen (64%) na twaalf behandelingen om de veertien dagen. Deze beide studies hadden gebruikgemaakt van methyleenblauw en voorbehandeling met dermabrasie.

Fotodynamische therapie van onychomycose lijkt een effectieve, efficiënte en veilige manier van therapie voor onychomycose te kunnen worden.

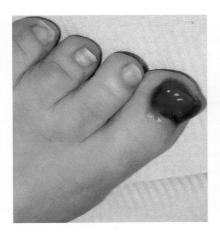
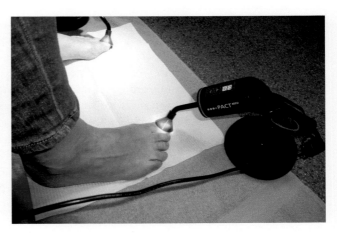

◘ **Figuur 9.3**   Op de nagel wordt gedurende tien minuten een blauwe gel met toluïdineblauw aangebracht.

◘ **Figuur 9.4**   Daarna wordt de nagel tien minuten bestraald met rood licht. Hier worden beide grote teennagels tegelijkertijd behandeld.

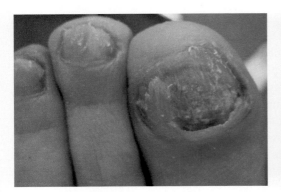
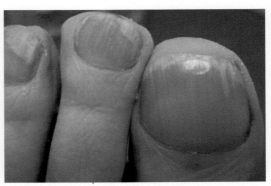

◘ **Figuur 9.5**   Een andere patiënt met onychomycose, na wegfrezen van het aangetaste deel van de nagel.

◘ **Figuur 9.6**   Redelijke verbetering, bijna zes maanden na de behandeling met fotodynamische therapie.

9.2   Laserbehandeling

Een laser is een lichtbron die een smalle geconcentreerde bundel licht uitzendt met bepaalde eigenschappen: het licht (een straal van fotonen) is monochromatisch, coherent en directioneel. Monochromatisch wil zeggen dat de stralen allemaal dezelfde constante golflengte hebben. Coherent betekent dat laserstralen in fase zijn met elkaar, de golven hebben op hetzelfde moment een golfmaximum en op hetzelfde moment een golfmini-mum. Directioneel wil zeggen dat de lichtbundel in één richting wordt gestuurd en de fotonen allemaal parallel aan elkaar verlopen, het is een evenwijdige lichtbundel. Laser-licht kan een lage, maar ook een zeer hoge energiedichtheid hebben. Een van de belang-rijkste kenmerken van laserlicht is zijn spectrum (golflengte).

Er bestaan vele typen lasers. Zij kunnen worden ingedeeld aan de hand van het medium, lasers met continue lichtemissie tegenover gepulste lasers (die korte pulsen van licht uitzenden), de golflengte en het vermogen (de energie). Het medium is de stof in het laserapparaat waar het laserlicht wordt opgewekt (gaslaser, vaste stoflaser, vloei-stoflaser). Er zijn lasers die zichtbaar licht (met name rood licht) uitzenden, ultraviolet licht of (onzichtbare) infrarode straling.

Lasers worden op grote schaal toegepast in vele disciplines van de geneeskunde, denk aan het 'laseren' van ogen en het 'weglaseren' van rimpels. In de dermatologie worden lasers zeer veel gebruikt. Het doel is meestal zogeheten selectieve fotothermolyse, dat wil zeggen dat het laserlicht bepaalde structuren selectief (dus alleen deze) in de huid kapot maakt, terwijl de omgevende weefsels gespaard worden. Die te verwijderen structuren worden chromoforen genoemd. Wanneer fotonen van laserlicht van een geschikte golf-lengte door deze chromoforen geabsorbeerd worden, komt warmte vrij. De chromoforen worden daarna door de hitte kapotgemaakt.

Andere parameters (variabelen) die voor een optimaal effect van belang zijn (en die ingesteld kunnen worden) zijn de pulsduur, de pulsfrequentie (hoeveel pulsen per se-conde), de diameter van de lichtbundel en de hoeveelheid energie in het laserlicht. Wor-den deze niet goed ingesteld, dan kan het zijn dat er geen of onvoldoende effect is, maar ook is mogelijk dat omgevende weefsels worden verbrand, zodat littekens ontstaan.

In de afgelopen vijf jaar zijn er veel publicaties verschenen over de behandeling van onychomycose met lasers. De bedoeling is om schimmelcellen (de chromoforen) selectief te doden in de nagels (◘ figuur 9.7). De meeste onderzoekers gebruikten daarvoor een zogeheten Nd:YAG-laser met een golflengte van 1064 nanometer. Er waren grote ver-schillen in laserparameters (pulsduur, pulsfrequentie, diameter van de lichtbundel, hoe-veelheid energie) en in studieopzet: open of dubbelblind, aantal patiënten, fabrikant van de laser, hoe de diagnose gesteld was (niet gespecificeerd, KOH-preparaat, kweek, histo-logie, klinisch beeld, combinaties), het aantal behandelingen, het interval daartussen en de duur van de controleperiode. De resultaten wisselden sterk: de percentages myco-logische genezing (dat er aan het einde van de follow-upperiode geen schimmels in de nagel konden worden aangetoond) varieerden van 0 tot 100 (◘ figuur 9.8 en ◘ figuur 9.9). In enkele van deze studies werd gezien dat normale nagel begon te groeien. Drie andere onderzoeken, waarin gebruikgemaakt werd van een zogeheten Q-switched Nd:YAG-laser, eveneens met een golflengte van 1064 nanometer, gaven goede resultaten te zien

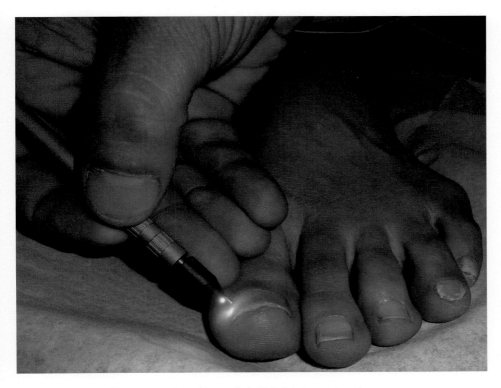

◘ **Figuur 9.7**   Behandeling met een laser; hier wordt de PinPointe-laser getoond.

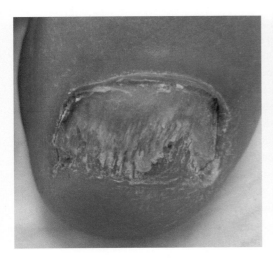

◘ **Figuur 9.8**   Schimmelnagel na één laserbehandeling met de Ellipse-laser.

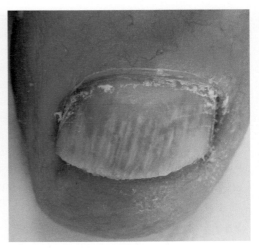

◘ **Figuur 9.9**   Dezelfde nagel na vijf laserbehandelingen. Er is mogelijk enige normale uitgroei, maar de mycose is in het grootste deel van de nagel nog duidelijk aanwezig.

met >90% mycologische genezing en vermindering van het dystrofische oppervlak bij een hoog percentage van de behandelde patiënten en uitgroei van normaal uitziende nagel. Men denkt dat deze resultaten te danken zijn aan de zeer korte pulsduur van het laserlicht (nano- tot microseconden).

Het is dus niet uitgesloten dat lasertherapie – wanneer meer onderzoek is gedaan naar de optimale laserparameters – een effectieve behandeling zou kunnen worden voor onychomycose, maar de techniek staat op dit moment (september 2015) nog in de kinderschoenen.

9.3   Mechanische of chemische verwijdering van (delen van) de nagel

Forse hyperkeratose onder de nagels, lineaire verkleuringen, dermatofytomen (ophopingen van schimmels en debris in en onder de nagel) en totale dystrofische onychomycose (gehele nagel aangetast) zijn prognostisch slechte tekenen: het vermindert de kans op genezing door orale antimycotica sterk. Het ligt dan ook voor de hand om zo veel mogelijk geïnfecteerd materiaal te verwijderen. Daar zijn twee methoden voor, die eventueel in combinatie kunnen worden toegepast: mechanische en chemische verwijdering.

Bij de *chemische* behandeling wordt ureumzalf 20% of 40% FNA of salicylzuurzalf 20% of 40% FNA onder occlusie op de aangetaste nagels aangebracht; zalf en verband blijven één tot twee weken zitten. Daarna zijn de nagels verweekt en is de aanhechting van de nagelplaat aan de nagel zodanig verzwakt dat de nagels eenvoudig (voor het grootste deel) mechanisch, zonder trauma, verwijderd kunnen worden.

Mechanische verwijdering van nagels kan met knippen, vijlen, schuren, onycho-abrasie of snijden (chirurgische verwijdering). Aangetaste nagels worden zo veel mogelijk kortgeknipt en sterk geïnfecteerde delen van nagels selectief verwijderd. Gedeeltelijke nagelextractie (ook wel avulsie genoemd), bijvoorbeeld van het distale deel van de nagel, kan zinvol zijn. Totale chirurgische nagelverwijdering is erg pijnlijk en wordt afgeraden vanwege de belasting voor de patiënt. Bovendien heeft een nagelbed waarover geen nagelplaat ligt, de neiging wat te krimpen en op te krullen door gebrek aan tegendruk van de nagel. Daardoor heeft een nieuw groeiende nagelplaat een grotere kans om in de nagelwallen in te groeien (ingroeiende teennagels), met paronychia als gevolg. Ook kan de nagel ingroeien in een opstaande wal distaal in het nagelbed. Verder heeft nagelextractie waarschijnlijk meestal slechts een beperkte toegevoegde therapeutische waarde ten opzichte van orale therapie alleen. Toch zijn er enkele situaties waarin totale chirurgische nagelverwijdering overwogen kan worden: één of enkele pijnlijke of totaal geïnfecteerde en sterk verdikte nagels, absolute contra-indicatie tegen het gebruik van orale antimycotica en infectie van nagels die geheel of gedeeltelijk veroorzaakt worden door non-dermatofyten (die slecht of niet op terbinafine of itraconazol reageren). Deze vorm van behandeling kan nooit als monotherapie gegeven worden, maar is altijd aanvullend aan medicamenteuze behandeling met orale antimycotica.

Geraadpleegde literatuur

1. Gupta AK, Simpson FC, Heller DF. The future of lasers in onychomycosis. J Dermatolog Treat, early online 2015:1–6. ▶ http://dx.doi.org/10.3109/09546634.2015.1066479
2. Mehra T, Schaller M, Walker B, Braunsdorf C, Mailänder-Sanchez D, Schynowski F, et al. Efficacy of antifungal PACT in an *in vitro* model of onychomycosis. JEADV 2015;29:86–90
3. Gupta AK, Paquet M. A retrospective chart review of the clinical efficacy of Nd:YAG 1064-nm laser for toenail onychomycosis. J Dermatolog Treat 2015;26:376–378
4. Simmons BJ, Griffith RD, Falto-Aizpurua LA, Nouri K. An update on photodynamic therapies in the treatment of onychomycosis. JEADV 2015;29:1275–1279
5. Bristow IR. The effectiveness of lasers in the treatment of onychomycosis: a systematic review. J Foot Ankle Res 2014;7:34. doi: 10.1186/1757-1146-7-34. eCollection 2014
6. Nenoff P, Grunewald S, Paasch U. Laser therapy of onychomycosis. J Dtsch Dermatol Ges 2014;12:33–38
7. Ortiz AE, Avram MM, Wanner MA. A review of lasers and light for the treatment of onychomycosis. Lasers Surg Med 2014;46:117–124
8. Grover C, Khurana A. An update on treatment of onychomycosis. Mycoses 2012;55:541–551

Preventie van schimmelinfecties aan de voeten

10.1   Preventie van schimmelinfecties aan de voeten

Ofschoon schimmelinfecties aan de huid van de voeten (tinea pedum) en van de teen-nagels (onychomycosen) niet levensbedreigend zijn, vormen ze een belangrijk volksge-zondheidsprobleem door hun hoge prevalentie en ziektelast. De ziekte kan negatieve ge-volgen hebben zoals jeuk, pijn, en ongemak bij het lopen en sporten. Ook kunnen com-plicaties optreden zoals besmetting van anderen, mykide en secundaire bacteriële infec-ties leidend tot wondroos. Schaamte voor verkleurde en misvormde nagels kan een negatieve invloed hebben op sociale activiteiten zoals sporten en zwemmen (► H. 5).

De infectie wordt overgebracht door geïnfecteerde huidschilfers of nagelmateriaal. Het is daarom belangrijk om patiënten met een schimmelinfectie te instrueren om niet op blote voeten op de vloeren thuis te lopen of rond zwembaden, in openbare kleedka-mers of gemeenschappelijke doucheruimtes, maar slippers te dragen om te voorkomen dat anderen besmet raken. Door de hoge frequentie van occulte besmetting (wel schim-mel in de huid of nagel, geen verschijnselen) zou dit eigenlijk voor iedereen moeten gelden. Overigens kunnen antropofiele dermatofyten, waaronder *Trichophyton rubrum*, de meest voorkomende verwekker van schimmelinfecties aan de voeten, wel vier maan-den overleven in gechloreerd zwembadwater van 28-31°C, dus ook bij het dragen van slippers kan men door zwemmen toch besmet raken. Preventieve behandeling met mi-conazol-strooipoeder kan effectief zijn. Frequent schoonmaken van de vloeren in zwem-baden, sauna's en douches vermindert de aanwezigheid van dermatofyten op de vloer en zal waarschijnlijk op termijn de incidentie (aantal nieuwe gevallen per tijdseenheid) en prevalentie (percentage van een populatie dat aangedaan is) van tinea pedis en onycho-mycose verminderen.

Tot de maatregelen die door mensen genomen kunnen worden om te voorkomen met de schimmel besmet te raken, behoren goede persoonlijke hygiëne (dagelijks voeten was-sen, goed drogen, aanbrengen van voetpoeder) en het droog en koel houden van de huid van de voeten. Nagels moeten kort gehouden worden. Sokken, slippers, schoenen, hand-doeken en nagelknippers moeten niet met besmette personen (bij voorkeur met nie-mand) gedeeld worden. Het dragen van sandalen gaat occlusie en overmatige transpiratie tegen.

Schoenen moeten goed passen en trauma aan de nagels moet zo mogelijk voorkomen worden.

10.2   Behandeling van hyperhidrose

Eventueel bestaande hyperhidrose (overmatig zweten van de voeten) moet behandeld worden. De lokale therapie daarvan kan bestaan uit applicatie van preparaten met alu-miniumzouten die de uitvoergangen van de zweetklieren blokkeren, zoals aluminium-chloridehexahydraat 20% in alcohol 95% of aluminiumhydroxychloride 15% vloeistof FNA. Deze middelen dienen 's avonds op de droge huid te worden aangebracht; occlusie met plastic bevordert de penetratie. Wanneer de oplossing de huid erg irriteert kan alu-miniumhydroxychloride-crème 20% FNA gebruikt worden. Voor de voeten geldt daarnaast: geen afsluitend schoeisel van rubber of plastic dragen, een- à tweemaal daags de voeten wassen en goed drogen, een- à tweemaal daags schone sokken aandoen en niet twee dagen achter elkaar dezelfde schoenen dragen (om de schoenen 'uit te laten wasemen'). Eventueel vochtabsorberende inlegzooltjes en overdag poederen, bijvoorbeeld met miconazol-strooipoeder, dat naast de vochtopnemende eigenschappen ook een antimycotische werking heeft.

Textiel zoals sokken, handdoeken en lakens die in contact komen met besmette huid, kunnen de schimmel bevatten en overdragen op niet-gecontamineerd textiel in de wasmand. *Trichophyton rubrum* overleeft wassen op 40°C, maar een temperatuur van 60°C doodt de schimmel. Gisten worden wel bij een temperatuur van 40°C gedood.

Geraadpleegde literatuur

1. Ilkit M, Durdu M. Tinea pedis: The etiology and global epidemiology of a common fungal Infection. Crit Rev Microbiol 2015;41:374–388
2. Amichai B, Grunwald MH, Davidovici B, Farhi R, Shemer A. The effect of domestic laundry processes on fungal contamination of socks. Int J Dermatol 2013;52:1392–1394
3. Burns T, Breathnach S, Cox N, Griffiths C, redactie. Rook's textbook of dermatology, achtste druk. Oxford, Verenigd Koninkrijk: Blackwell Publishing, 2010:36.5–36.69
4. Tosti A, Hay R, Arenas-Guzmán R. Patients at risk of onychomycosis – risk factor identification and active prevention. JEADV 2005;19 (Suppl. 1):13–16
5. Baran R, Dawber RPR, de Berker DAR, Haneke E, Tosti A, redactie. Baran and Dawber's diseases of the nails and their management. Oxford, Verenigd Koninkrijk: Blackwell Science, 2001:129–159

Verklarende woordenlijst[1]

abces	plaatselijke ophoping van pus in een niet al bestaande ruimte als gevolg van afsterving en vervloeiing van weefsel, gewoonlijk veroorzaakt door bacteriën
adnexen	huidaanhangsels (zweetklieren, talgklieren, haren, nagels)
anafylaxie	ernstige, levensbedreigende, gegeneraliseerde of systemische overgevoeligheidsreactie
annulair	ringvormig
antimicrobieel	werkend tegen microben (micro-organismen: bacteriën, virussen, schimmels)
antimycotica	geneesmiddelen tegen schimmelinfecties
antropofiele schimmels	schimmels die van mens op mens overgaan
applicatie (appliceren)	aanbrengen, opbrengen, opsmeren (van zalf)
arteriosclerose	aderverkalking, eigenlijk: slagaderverkalking
arthritis psoriatica	een vorm van gewrichtsontsteking die voorkomt bij patiënten met psoriasis
atrofie	verdunning (definitie: zie *Voeten en huid*, tweede editie, tabel 2.1)
atrofisch	geslonken; van huid: verdund
biopsie	onderzoek van weefsel dat uit het levende organisme is verwijderd
biopt	weefselstukje dat voor biopsie is verwijderd
bulla	blaar (definitie: zie *Voeten en huid*, tweede editie, tabel 2.1)
cellulitis	ontsteking van lederhuid en onderhuidse bind- en vetweefsel
chlamydospoor	ongeslachtelijke, dikwandige schimmelspoor
chronische veneuze insufficiëntie	lang voortdurende afvoerstoornis van de venen van de benen door gebrekkige werking van de kleppen met stuwing in de aderen, oedeem en diverse huidveranderingen (waaronder open been, ulcus cruris) als gevolg
commensaal	een organisme (bacterie, virus, schimmel) dat in of op een ander organisme leeft zonder dit te schaden
congenitaal	bij de geboorte aanwezig, aangeboren door overerving
contaminatie	besmetting
corticosteroïden	bijnierschorshormonen
cytokinen	klasse van lokaal actief regulerende stoffen bestaande uit suikers en eiwitten (glycoproteïnen) met hormoonachtige werking
cytoplasma	protoplasma van de cel buiten de kern
cytostatica	geneesmiddelen die de celdeling remmen, gebruikt bij bijvoorbeeld kanker
debris	resten bij een weefselvernietigend proces, weefselafval
dermabrasie	het verwijderen van een laagje huid door middel van een sneldraaiend freesje of door middel van schuurpapier
dermatocorticosteroïden	bijnierschorshormonen om op de huid aan te brengen
dermatofyten	schimmels die oppervlakkige infecties van huid, haren en nagels veroorzaken en keratine aantasten
dermatofytosen	schimmelinfecties van de huid, haren en nagels door dermatofyten
dermatomycosen	schimmelinfecties van de huid, slijmvliezen, nagels en haren
dermis	lederhuid
distaal	verwijderd van het middelpunt (het hart); voorbeeld: de onderarm is het distale deel van de arm (en de bovenarm het proximale deel)
DNA	desoxyribonucleïnezuur, de belangrijkste chemische drager van erfelijke informatie in alle bekende organismen
dystrofie	een verkeerde groei; ook: beschadiging
dystrofisch	met een verkeerde groei, beschadigd

---

1   Terminologie grotendeels conform met en overgenomen van: Everdingen JJE van, Eerenbeemt AMM van den, Klazinga NS, Pols J, (red.) Pinkhof Geneeskundig woordenboek, elfde druk. Houten: Bohn Stafleu van Loghum, 2006

endoplasmatisch reticulum	netwerk in het endoplasma, het binnenplasma, het hoofdbestanddeel van het cytoplasma
epidermis	opperhuid
epidermomycose	schimmelinfectie van de huid door dermatofyten
erosie	ontvelling (definitie: zie *Voeten en huid*, tweede editie, tabel 2.1)
eruptie	het min of meer plotseling uitbreken van een huiduitslag
erysipelas	wondroos, belroos
erytheem	roodheid (definitie: zie *Voeten en huid*, tweede editie, tabel 2.1)
erythemateus	gepaard gaande met erytheem
exacerbatie	verergering van een ziekte
excisie	uitsnijding van weefsel
fagocytose	het opnemen van exogene vaste partikels, o.a. bacteriën of schimmels, in het cellichaam
filament	draadvormig element
filamenteus	draadvormig
fissuur	kloof (definitie: zie *Voeten en huid*, tweede editie, tabel 2.1)
fragiliteit	breekbaarheid, broosheid
gecontamineerd	besmet
genus	geslacht
gramkleuring	kleuring van bacteriën om ze microscopisch van elkaar te onderscheiden
gramnegatieven intertrigo	ontsteking in plooien (bijvoorbeeld van de tenen) door besmetting met gramnegatieve bacteriën (gram is een kleuring voor microscopie)
histologie	microscopische anatomie van weefsels
histologisch beeld	microscopisch anatomisch beeld van weefsel
hiv-infectie	infectie die wordt veroorzaakt door het humane immuundeficiëntievirus (hiv); een hiv-infectie gaat op den duur over in aids
hyfe	schimmeldraad
hyperhidrose	overmatig zweten
hyperkeratose	toename van hoorn (keratine) in de vorm van fijne of grove schilfers of eelt (definitie: zie *Voeten en huid*, tweede editie, tabel 2.1)
hyperkeratotisch	gepaard gaande met hyperkeratose
iatrogeen	veroorzaakt door de arts of een medische behandeling
ichthyosis	erfelijke huidziekte met op vissenschubben gelijkende schilfers ('vissenhuid')
immunodeficiënt	met onvoldoende afweer
immunosuppressie	onderdrukking van het afweersysteem
immunosuppressiva	middelen die het afweersysteem onderdrukken
immuunsysteem	afweersysteem
incidentie	percentage van nieuwe gevallen met een ziekte of verschijnsel, zich voordoend in een populatie gedurende een bepaalde periode, vaak een jaar
inflammatie	ontsteking
inflammatoir	ontsteking (bijvoeglijk naamwoord), met ontsteking gepaard gaande
interdigitaal	tussen de vingers, de tenen
intermitterend	met onderbrekingen
intra-epidermaal	in de opperhuid
invasieve groei	invasieve groei door invasie, infiltratie, waarbij cellen tussen en in aangren- zende weefsels en organen dringen
in vitro	methode van onderzoek buiten het levende organisme, in het laboratorium, in een reageerbuis
in vivo	in het levende organisme
ischemie	tekort aan bloed door belemmering in de aanvoer ervan
keratinocyten	hoorncellen in de epidermis
keratose	(abnormale) verhoorning van huid of slijmvlies
laesie	lokale beschadiging; elke afwijking in de huid kan een laesie genoemd worden
lateraal	aan de zijkant
leuconychia transversa	streepvormige overdwarse witte verkleuring van de nagel

leukonychie	witte verkleuring van de nagel
lineair	lijnvormig
longitudinaal	in de lengterichting verlopend
lymfangitis	ontsteking van lymfevaten
lymfoedeem	oedeem door onvoldoende afvoer van lymfe uit de weefsels
maceratie	verweking van de huid, bijvoorbeeld door vocht en wrijving
macroconidia	meercellige schimmelsporen
macrofaag	grote fagocyterende cel met een grote kern in bindweefsel
macula	vlek (definitie: zie *Voeten en huid*, tweede editie, tabel 2.1)
microconidia	eencellige schimmelsporen
micro-organismen	kleine levende organismen van microscopische afmetingen zoals bacteriën, virussen en schimmels
mitochondrium	staaf- of bolvormig organel in het cytoplasma
monocyt	uit het beenmerg afkomstige cel met een grote kern, die kan fagocyteren
monotherapie	met één behandelwijze
morfologisch	betrekking hebbend op vormen en structuren van organismen (hoe het eruitziet)
mortaliteit	sterftepercentage
multipele	veelvoudig, aanwezig op meer plaatsen, meerdere
mycelium	opeenhoping (netwerkvorming) van hyfen van een schimmel
mycologie	schimmelkunde
mycologisch onderzoek	onderzoek naar de aanwezigheid van een schimmel in weefsel, bijvoorbeeld met een KOH-preparaat, schimmelkweek of dermatofyten-PCR
mycotoxinen	giftige stoffen van schimmelmetabolisme (stofwisseling)
nagelmatrix	nagelwortel (waar de nagel gevormd wordt)
necrose	weefselversterf
neuropathie	aandoening van een zenuw
nodulus	knobbeltje, bobbeltje (definitie: zie *Voeten en huid*, tweede editie, tabel 2.1)
nodus	knobbel, bobbel (definitie: zie *Voeten en huid*, tweede editie, tabel 2.1)
obesitas	vetzucht
occult	verborgen, niet rechtstreeks waarneembaar
oedeem	vochtophoping (definitie: zie *Voeten en huid*, tweede editie, tabel 2.1)
onycho-abrasie	het verwijderen van een laagje nagel door middel van een sneldraaiend freesje of door middel van schuurpapier
onychodystrofie	dystrofie van de nagel
onycholyse	loslating van de nagel
onychomycose	infectie van de nagels door schimmels of gisten
opportunistische infectie	infectie die pas gaat opspelen wanneer het immuunsysteem verzwakt is
orale therapie	behandeling via de mond, bijvoorbeeld met tabletten of capsules
organel	in of aan cellen aanwezige vormsels met bepaalde functie (kleine orgaan-structuur)
osteoarticulair	het beenweefsel en de gewrichten betreffende
palma	handpalm
palmoplantair	van handpalm en voetzool
papel	pukkel (definitie: zie *Voeten en huid*, tweede editie, tabel 2.1)
parameter	variabele waarde
pathogeen	ziekteverwekkend
PCR	polymerase chain reaction, polymerase kettingreactie
peptiden	eiwitten
perifere neuropathie	beschadiging van de zenuwen buiten het centrale zenuwstelsel (hersenen, ruggenmerg)
pH	zuurgraad
planta	voetzool
plaque	plakkaat (definitie: zie *Voeten en huid*, tweede editie, tabel 2.1)
polycyclisch	opgebouwd uit vele, aan elkaar gegroeide ringen
predisponerend	met een grotere aanleg, neiging, tot een bepaalde ziekte

pre-existent	vooraf al bestaand
prevalentie	aantal gevallen in een populatie waarin op een bepaald tijdstip een bepaalde ziekte of een bepaald verschijnsel aanwezig is
prognose	voorspelling of verwachting van de loop die een ziekte gaat nemen
protoplasma	gelachtige substantie waaruit de cel is opgebouwd
proximaal	aan de zijde van het middelpunt (het hart); voorbeeld: de bovenarm is het proximale deel van de arm (en de onderarm het distale deel)
purulent	etterig
pus	etter
pustel	etterpuist (definitie: zie *Voeten en huid*, tweede editie, tabel 2.1)
recidief	nieuwe aanval van een reeds doorstane en (schijnbaar) genezen ziekte
recidiverend	terugkerend
remissie	tijdelijke afneming of verdwijning van ziekteverschijnselen
solitair	alleenstaand, op slechts één plaats aanwezig (in tegenstelling tot multipel)
species	soort
stratum corneum	hoornlaag
subunguaal	onder de nagel
tinea manus	schimmelinfectie aan de hand
tinea pedis	schimmelinfectie aan de voet
tinea pedum	schimmelinfectie aan de voeten
tinea unguium	schimmelinfectie aan de nagels
toxisch	door vergift veroorzaakt, met betrekking tot vergiftiging, lijkend op vergiftiging
transversaal	in dwarse richting
trauma	letsel, verwonding, beschadiging (van welke aard dan ook)
traumatisch	met betrekking tot of ten gevolge van een trauma
trichomycose	schimmelinfectie aan de haren
ulceratie	verzwering, zweervorming
ulcereren	zweren (werkwoord)
ulcus	zweer (definitie: zie *Voeten en huid*, tweede editie, tabel 2.1)
urbanisatie	verstedelijking
urticaria	netelroos, galbulten
vesikel	blaasje (definitie: zie *Voeten en huid*, tweede editie, tabel 2.1)

Register

Printed in the United States
by Baker & Taylor Publisher Services